LES EAUX FERRO-CUIVREUSES

DE

SAINT-CHRISTAU

(Basses-Pyrénées)

ENVISAGÉES AU POINT DE VUE

THÉRAPEUTIQUE

Affections de la Peau, de la Langue, des Fosses Nasales et des Yeux

par le Dr E. TILLOT
Ancien Médecin-Inspecteur des Eaux de Saint-Christau,
Médecin-Inspecteur des Eaux de Luxeuil,
Ancien Interne Lauréat des Hôpitaux de Paris,
Lauréat de l'Académie de Médecine (Médaille d'or, Eaux minérales),
Président de la Société d'Hydrologie (1882-1883),
Membre correspondant de la Société de Médecine de Bordeaux.

NOTICE

Publiée et annotée

AVEC

AVANT-PROPOS — APERÇU HISTORIQUE

ET DOCUMENTS BIBLIOGRAPHIQUES

par le Dr Paul BÉNARD
Lauréat de la Faculté de Médecine de Paris,
Secrétaire annuel de la Société d'Hydrologie médicale de Paris,
Médecin aux Eaux de Saint-Christau.

PARIS
ADRIEN DELAHAYE ET ÉMILE LECROSNIER
ÉDITEURS
23, Place de l'École de Médecine, 23
1884

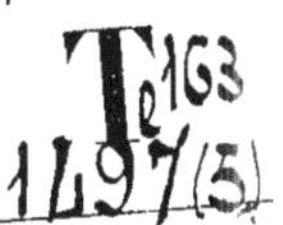

LES EAUX FERRO-CUIVREUSES

DE

SAINT-CHRISTAU

PARIS. — IMPRIMERIE ADOLPHE REIFF
9, Place du Collège de France, 9.

LES EAUX FERRO-CUIVREUSES

DE

SAINT-CHRISTAU

PARIS. — IMPRIMERIE ADOLPHE REIFF
9, Place du Collège de France, 9.

LES EAUX FERRO-CUIVREUSES
DE
SAINT-CHRISTAU
(Basses-Pyrénées)

ENVISAGÉES AU POINT DE VUE

THÉRAPEUTIQUE

Affections de la Peau, de la Langue, des Fosses Nasales et des Yeux

par le Dr E. TILLOT
Ancien Médecin-Inspecteur des Eaux de Saint-Christau,
Médecin-Inspecteur des Eaux de Luxeuil,
Ancien Interne Lauréat des Hôpitaux de Paris,
Lauréat de l'Académie de Médecine (Médaille d'or, Eaux minérales),
Président de la Société d'Hydrologie (1882-1883),
Membre correspondant de la Société de Médecine de Bordeaux.

NOTICE
Publiée et annotée
AVEC
AVANT-PROPOS — APERÇU HISTORIQUE
ET DOCUMENTS BIBLIOGRAPHIQUES

par le Dr Paul BÉNARD
Lauréat de la Faculté de Médecine de Paris,
Secrétaire annuel de la Société d'Hydrologie médicale de Paris,
Médecin aux Eaux de Saint-Christau.

PARIS
ADRIEN DELAHAYE ET ÉMILE LECROSNIER
ÉDITEURS
23, Place de l'École de Médecine, 23
1884

AVANT-PROPOS

Saint-Christau, sans avoir jamais été une grande station, a joui, pendant une assez longue période, d'une réputation bien justifiée par la minéralisation spéciale de ses eaux et par leurs applications toutes particulières. Les actives et ingénieuses recherches de notre distingué maître et ami le Dr Tillot, alors médecin-inspecteur de la station, avaient eu pour résultat de mettre en évidence leurs propriétés thérapeutiques, de spécialiser leur emploi et de perfectionner les moyens de les utiliser. L'intérêt, qu'avaient éveillé chez ses confrères ses judicieuses et persévérantes recherches, avait même donné à beaucoup d'entre eux le désir de s'associer, de prés ou de loin, aux expériences qu'il tentait avec succès sur les applications nouvelles d'une eau à qui la nature de sa minéralisation assigne une place unique dans la nomenclature des eaux minérales françaises.

Aussi, grâce à ses travaux, grâce aussi aux efforts intelligents du feu comte de Barraute alors propriétaire de St-Christau, cette station avait enfin pris place parmi les eaux minérales sérieusement appréciées du monde médical.

Un fâcheux concours de circonstances, est venu paralyser ces efforts et s'oppose depuis plusieurs années aux développements qu'on était en droit d'espérer. Le départ de M. Tillot, appelé, par un avancement bien mérité, au poste plus important d'inspecteur des eaux de Luxeuil, devait nécessairement porter un coup funeste à la réputation naissante des eaux qu'il abandonnait.

L'année suivante, la maladie et la mort du comte de Barraute privaient l'établissement de la haute direction qu'exerçait, d'une façon si prévoyante et si hospitalière, le propriétaire de St-Christau. Enfin, l'importance croissante de quelques stations, où l'on traite avantageusement les dermatoses, devait encore porter un sérieux préjudice à l'établissement. L'accès, alors plus difficile de cette localité, rebutait facilement les malades et les médecins justement effrayés des fatigues d'un long et pénible trajet en diligence, dans un temps où l'on ne connaît plus guère cette manière de voyager. Ces inconvénients trouvaient autrefois une compensation dans la confiance qu'inspiraient à ses confrères les soins intelligents du médecin de Saint-Christau. Mais, lorsque M. Tillot eut laissé la place à un homme d'une valeur incontestable comme médecin militaire, mais étranger à la pratique des eaux minérales, trop avancé d'ailleurs dans sa carrière pour commencer à s'initier aux délicates études que nécessitent le traitement de certaines affections spéciales, (des maladies des yeux en particulier), les recherches commencées furent interrompues, et les heureuses tentatives d'application des eaux minérales au traitement des ophthalmies chroniques furent abandonnées.

Dès lors, on cessa de diriger vers ces eaux les malades dont les affections réclamaient des connaissances spéciales et des méthodes de traitement toutes particulières. Le silence se fit peu à peu sur St-Christau qui ne cessa de décliner.

Cependant, malgré ces changements, St-Christau n'est pas assez modifié pour ne pouvoir reprendre ses traditions et son aspect d'autrefois.

Les travaux entrepris, l'an dernier, pour doter l'établissement d'une belle salle d'hydrothérapie et d'une salle spéciale de pulvérisation, sont garants que la station a retrouvé, chez les fils de son ancien propriétaire, une direction attentive et prévoyante, de même que les étrangers retrouvent auprés d'eux l'accueil bienveillant auquel ils étaient accoutumés. Quant aux eaux, elles n'ont pas changé. Non-seulement nous avons pu constater par nous-mêmes l'exactitude des phénomènes étudiés et décrits par M. Tillot; mais, en outre, une analyse officielle de M. Willm, publiée en 1883 dans le recueil des travaux du comité consultatif d'hygiène, donne des résultats analogues à ceux de l'analyse que Filhol a opérée en 1863. Le *cuivre*, en particulier, qui constitue l'élément caractéristique de l'eau des Arceaux, y a été retrouvé en quantité sensiblement égale.

D'autre part, une importante modification vient de s'accomplir dans les moyens de transport. Le chemin de fer qui relie maintenant Oloron et Pau facilite singulièrement l'accès de Saint-Christau, que 8 kilomètres à peine séparent désormais de la voie ferrée.

Mais cette heureuse acquisition, quelque importante

qu'elle soit, est loin de compenser, nous en convenons volontiers, la perte que la station a faite en se séparant de son ancien médecin-inspecteur.

Quels que soient nos efforts et notre bonne volonté, nous ne pouvons réussir à dissiper les regrets qu'il a laissés dans la contrée. Aussi, pour notre part, ce que nous avons de mieux à faire pour atténuer les conséquences de son départ, est de nous conformer aux indications qu'il nous a laissées, de suivre exactement les méthodes qu'il employait, de nous servir des procédés qu'il a expérimentés.

Dans cette conviction, nous avons saisi avec empressement l'occasion qui nous a été si obligeamment offerte par M. Tillot de publier un manuscrit, où il avait réuni et condensé, d'une façon nette et précise, les enseignements retirés de quinze années d'observation attentive auprès des sources dont il dirigeait l'emploi. Le besoin de cette publication se faisait vivement sentir ; car les nombreuses monographies du même auteur, qui forment la partie vraiment scientifique de la bibliographie de Saint-Christau étant épuisées, on ne peut trouver, sur cette station, que des renseignements fort incomplets.

Que l'on ne soit pas étonné de la forme dogmatique de cet écrit, qui doit être avant tout un résumé pratique et précis. La discussion des assertions émises et l'adjonction des pièces justificatives changeraient complètement sa forme et augmenteraient indéfiniment son étendue, puisqu'il embrasse la totalité des affections traitées à Saint-Christau.

Mais, sans parler de la légitime autorité acquise par l'auteur, on se rappellera que les développements et les observations qui ne peuvent trouver place ici, figurent, en grand nombre, dans les monographies publiées antérieurement. Nous nous bornons donc à y renvoyer, sans les intercaler dans cet écrit, que nous ne voulons modifier en aucune façon. Cependant, ne pouvant résister au désir de placer sous les yeux du lecteur certaines observations *inédites* des plus intéressantes, nous en avons joint quelques-unes sous forme de *notes*. Nous nous sommes permis également de placer, en notes, quelques remarques ou observations personnelles, pensant qu'en matière de thérapeutique un témoignage de plus n'est jamais à dédaigner. Nous avons dû également donner quelques renseignements relatifs à des *appareils* ou à des travaux d'une date postérieure au manuscrit de M. Tillot. Enfin, nous avons ajouté à ce travail, exclusivement clinique, un aperçu *historique* et une notice *bibliographique*, heureux de trouver l'occasion de faire figurer notre nom à côté de celui de notre maître et ami le Docteur Tillot.

PAUL BÉNARD.

APERÇU HISTORIQUE

ET TOPOGRAPHIQUE

SUR

SAINT-CHRISTAU

Situés dans les Basses-Pyrénées, à l'entrée de la vallée d'Aspe, au sud d'Oloron, les deux établissements thermaux de St-Christau forment, avec les hôtels et les châlets qui les environnent, un hameau éloigné de deux kilomètres de la commune de Lurbe dont ils dépendent. Le beau et vaste parc où sont épars ces divers bâtiments, est situé au pied du Mont-Binet, haute montagne, dont le versant septentrional contigu à St-Christau présente une disposition fort remarquable. Son étage inférieur, offrant latéralement une surface absolument plane, terminée supérieurement par un bord festonné, et contigüe inférieurement à une *faille* en relation avec l'émergence des sources, semble formé par une large couche de calcaire cristallisé, redressée presque verticalement par le soulèvement de la masse centrale. Celle-ci, d'une composition schisteuse et marmoréenne, est séparée de cette premiére crête par un vallon étroit et profond. Le sommet nu, ou hérissé de roches, aux formes les plus bizarres, n'est pas visible du pied même de la montagne, bien qu'il domine de beaucoup la cime de la première portion, dont le flanc est couvert de taillis inextricables.

Derrière le Mont-Binet et les montagnes qui lui font suite de l'ouest à l'est, jusqu'à la vallée d'Ossau, se trouvent plusieurs séries de montagnes escarpées dirigées, comme la première, parallèlement à la chaine des Pyrénées et perpendiculairement aux vallées d'Aspe et d'Ossau. C'est au pied de la première rangée que passe la faille dont nous avons parlé.

Au Nord de St-Christau, derrière de petites élévations de terrain, s'étend à perte de vue la vaste plaine dans laquelle les deux gaves se réunissent, pour former, dans la ville même d'Oloron, un gave unique qui va grossir celui de Pau.

A l'Est, de petits coteaux couverts de fougères et plus loin de bois, se succèdent jusqu'au gave d'Ossau, tandis qu'à l'Ouest une petite colline mi-partie boisée, mi-partie cultivée, le Turon Vuspis, sépare St-Christau du village de Lurbe et du gave d'Aspe que l'on voit sortir de la pittoresque vallée, à laquelle il donne son nom.

De ce court exposé topographique, il résulte que St-Christau, quoique contigu à de hautes montagnes, n'est pas, comme la plupart des stations pyrénéennes, resserré entre leurs flancs. Cette disposition, ainsi que son altitude médiocre, lui permet de cumuler les avantages de la plaine avec ceux de la montagne.

Ajoutons en passant que, grâce à la nature du sol, doublé, à une faible profondeur, d'une couche imperméable et revêtu, à sa surface, d'une riche végétation, le torrent de volume variable et les ruisseaux d'eaux minérales, qui traversent le parc et arrosent le pays, suffisent à y entretenir une fraicheur constante. Les observations météorologiques faites pendant 10 années avec le plus grand soin par M. Darcet, ancien médecin-inspecteur de St-Christau, ont démontré que la moyenne des températures prises à 9 h. du matin, à midi et à 5 h. du soir, pendant mai, juin, juillet, août et septembre, était de 3 degrés plus basse que celle de la ville de Pau (1). Cette condition, jointe à la re arquable beauté du site, fait de St-Christau, pendant l'été, un séjour des plus salubres et des plus agréables.

---

(1) D'Arcet. — Quelques observations sur les E. M. de St-Christau. — Pau 1854.

Saint-Christau, ancienne dépendance du monastère de Sainte-Christine, semble emprunter son nom à celui de l'importante communauté religieuse dont il relevait autrefois. Placé sur le trajet d'une voie romaine encore existante, qui, depuis la conquête des Gaules, servait de passage entre la France et l'Espagne, il appartient à une contrée riche en souvenirs historiques. Cependant, malgré les nombreux vestiges de la domination romaine, que l'on retrouve dans la région, les innombrables bouleversements survenus dans le pays n'ont pas laissé subsister de documents permettant de faire remonter aux Romains l'origine de cette station. C'est donc à l'histoire du monastère de Ste-Christine que doivent se rattacher les premières notions relatives à St-Christau.

Le Prieuré ou plutot l'Hôpital de Ste-Christine était situé près du col de Somport, entre le Béarn et l'Aragon, dans le passage qui unit la vallée d'Aspe et l'Espagne. Institué dans le but de servir de refuge aux voyageurs et aux nombreux pélerins qui se rendaient à Saragosse pour visiter l'église de Notre-Dame-del-Pilar, rendue célèbre par la vision miraculeuse de St-Jacques de Galice, il fut fondé ou plutôt réédifié vers l'année 1128, par Gaston IV, vicomte de Béarn, premier ricombre de Saragosse. D'après une ancienne légende, à laquelle faisaient allusion les armoiries du monastère, un ramier blanc portant dans son bec une croix, aurait indiqué aux travailleurs, arrêtés par les difficultés du terrain, l'endroit où l'on devait jeter les fondations (1). Gaston ne se contenta pas de relever le monastère, il lui fit don de plusieurs fiefs importants. St-Christau érigé en commanderie et doté d'un hôpital particulier, fût compris dans cette donation (2), ainsi que les hôpitaux d'Aubertin, de Gabas, de Mieihaget, de Bage, de Lespiau et de Lembeye.

Le roi Alphonse d'Aragon, et plusieurs seigneurs d'Espagne, de Gascogne, de Hongrie et de Bohème contribuèrent à sa fondation ou à son accroissement.

Aussi le monastère de Sainte-Christine prit-il bientôt une im

(1) De Marca. — Histoire de Béarn. — Chap. XXIV. — Paris 1640.

(2) De Courthille. — Notice sur le vallon de St-Christau de Lurbe, Oloron.

portance assez considérable pour mériter d'être désigné, dans une bulle du pape Innocent III, sous le nom de : « Hospitale Sanctæ-Christinœ unum de tribus mundi (1) ».

Cet hopital célèbre, abandonné dans la lutte contre les protestants, fût supprimé en 1607. Le prieuré fut uni au chapitre de Saragosse et les biens qui en dépendaient en France retournèrent à un autre ordre religieux (2). La commanderie de Saint-Christau demeura pendant quatre cents ans sous la dépendance du monastère de Sainte-Christine dont elle avait pris les armoiries, « un ramier blanc tenant dans son bec un croix. » Ce long espace de temps ne fut marqué par aucun évènement historique considérable relatif à Saint-Christau, si ce n'est par une importante convention jurée dans l'église de cette commanderie en 1289. Mais c'est vers le milieu de cette période qu'il faut rapporter la tradition relative à la découverte des propriétés thérapeutiques des eaux de Saint Christau (3).

Néanmoins leur usage paraît avoir été abandonné pendant de longues années aux lépreux qui les avaient découvertes, probablement, suivant de Courthille (4), parce que l'horreur et le dégout éloignaient les autres malades d'une source fréquentée par une caste haïe et méprisée.

Vers l'année 1532, à la faveur des guerres de religion, pendant que les protestants réfugiés dans le Béarn profitaient de l'absence d'Henri d'Albret pour piller et dévaster les domaines appartenant à l'église, un de leurs chefs, Jean d'Arbésio, s'empara du fief de Saint-Christau. Peu d'années après, Henri d'Albret, voulant rétablir l'ordre dans ses Etats et protéger les paysans contre quelques seigneurs qui abusaient de leurs privilèges, confia à Jacques de Foix, évêque de Lescar, chancelier de Béarn, le soin de recevoir les hommages des possesseurs de fief, de vérifier leurs pouvoirs, et de régulariser l'exercice de leurs prérogatives. Jean d'Arbésio fut alors maintenu en possession du

(1) De Marca. — Ibid.

(2) Mazure — Histoire du Béarn et du pays Basque. — Pau 1839.

(3) Voir plus loin la notice de M. Tillot.

(4) De Courthille. — Loc. cit.

fief qu'il s'était approprié et dont il fut nommé commandeur le 31 janvier 1538.

Saint-Christau, après être resté un siècle entre les mains de ses descendants, fut vendu en 1633 au seigneur Jean de Borderès, puis fut acquis, dès l'année suivante, par Simon de Lassalle, le premier propriétaire de Saint-Christau qui songea a utiliser les vertus curatives de ses sources. Les étrangers commencèrent à y venir en assez grand nombre pour que les droits perçus sur les bains et sur l'eau transportée constituassent un revenu sérieux. Ce revenu excita la jalousie des habitants de Lurbe et fut l'objet d'un procès fameux que ce village intenta à la famille du seigneur de Lassalle en 1700. Ce ne fut qu'en 1768 que la cour de Pau rendit un jugement définitif, qui ne reconnut aux habitants de Lurbe que le droit de se baigner moyennant trois sols, quelle que fût d'ailleursla rétribution exigée des étrangers. Ce privilège subsiste encore.

Cette cause, devenue célèbre dans la province de Béarn, fit connaître Saint-Christau dans le monde de la magistrature, dont beaucoup de membres éminents, appartenant aux Parlements de Pau et de Bordeaux, vinrent faire une saison dans la station. Les eaux de Saint-Christau venaient déjà d'être l'objet dès 1766 d'un mémoire fort court, mais très élogieux, publié par un médecin bien connu dans la contrée, le docteur de Lamereux. Mais l'installation balnéaire était encore des plus primitives. Une cabane contenant trois cuves de bois enfoncées dans le sol et la voute qui surmontait la source des Dartres constituaient alors tout l'établissement (1). Le seigneur Roch de Bousquet, qui acheta Saint-Christau à la fin de l'année 1768, installa six baignoires alimentées les unes par la source des *Arceaux* appelée alors source des *Dartres* ou des *Cagots*, les autres par la source du Chemin qui portait le nom de source des *Fièvres*. Il rebâtit également la maison où logeaient les étrangers, et qui est aujourd'hui l'hôtel de la Poste.

Quelques années plus tard (1776) deux autres sources furent découvertes à l'Est des précédentes. On les désigna sous le

---

(1) De Courthille. — Loc. cit.

nom de Sources de la *Prairie* ; elles prirent plus tard le nom de sources de la *Rotonde*. La température alors relativement plus élevée de l'une d'elles, qui devint plus tard la Source *Bazin*, la fit appeler Source *Douce* par opposition à l'autre qui prit le nom de Source *Froide*. On construisit, sur le lieu de leur émergence, un nouvel établissement pourvu de six baignoires, alimentées par ces deux sources.

Saint-Christau continua à prospérer jusqu'en 1789. Mais la Révolution arrêta pour longtemps le développement de cette station. Ce ne fut guère que cinquante ans plus tard que l'on tenta quelques efforts pour la faire sortir de l'oubli. Durant cette longue période, son histoire n'a guère à enregistrer d'autre événement que la découverte de la source sulfureuse en 1810 par un paysan qui remarqua son odeur et donna l'idée de procéder à son captage. En 1835, une notice publiée par le docteur de Courthille, à qui nous empruntons de nombreux renseignements historiques, contribua à rendre un peu de notoriété à Saint-Christau, dont les établissements venaient d'être restaurés et agrandis par leur propriétaire M. de Bois-Juzan.

Mais ce ne fut qu'à partir du moment où le feu comte de Barraute, père des propriétaires actuels, entra en possession de Saint-Christau, que cette localité prit un développement suffisant pour lui permettre d'occuper un rang honorable parmi les stations pyrénéennes. Ce résultat ne fut obtenu qu'après de longs efforts et au prix de grands sacrifices.

La construction successive des deux principaux hôtels et de plusieurs châlets, la restauration des Bains vieux, la construction de l'élégant établissement de la Rotonde et la création du beau parc qui entoure ces divers bâtiments, telles furent les modifications les plus importantes qui transformèrent l'aspect de Saint-Christau. D'autre part, la nomination d'un médecin inspecteur, attaché à l'établissement donna aux malades le moyen de suivre sérieusement et régulièrement leur traitement, et attesta l'importance acquise par la station.

Le Docteur d'Arcet, qui occupa le premier ce poste, fit aussi d'une façon sérieuse quelques efforts pour faire connaître les propriétés des eaux. Il publia en 1854 les résultats de ses premières années de pratique thermale. Mais bien que le sort de la station fût notablement amélioré, elle était encore peu connue des médecins des villes éloignées, et de Paris en particulier.

C'est à M. le Docteur Tillot, qui remplaça M. d'Arcet en 1862, que revient l'honneur d'avoir fait connaître les eaux de Saint-Christau par des travaux d'un caractère véritablement scientifique. Sur ses instances, une analyse savante et détaillée, opérée par le professeur Filhol (de Toulouse), détermina d'une façon précise la nature et la quantité des éléments minéralisateurs des sources. C'est ainsi que fut révélée la présence de plusieurs corps des plus importants, qui ne figuraient pas dans les ébauches d'analyse entreprises antérieurement par MM. Pommier, de Courthille et d'Arcet. Dès la même année M. Tillot présenta à la Société d'Hydrologie médicale de Paris une *Note sur les propriétés médicales des Eaux de Saint-Christau*. Puis il publia, en 1864, une première édition d'un travail plus étendu, qui repris plus tard, et entièrement refondu fut réédité en 1867, sous ce titre : *De l'action des eaux ferro-cuivreuses de Saint-Christau dans quelques affections de la peau et des yeux*. De nombreuses monographies suivirent cette publication. Citons en particulier *le Traitement des affections cutanées par les eaux minérales et principalement par les eaux de St-Christau 1867* ; *la Pulvérisation appliquée aux eaux de Saint-Christau, principalement dans les affections des yeux* (1865), une *Etude clinique sur la pulvérisation externe* (1866), un mémoire présenté à la Société d'Hydrologie sur *la Poussée étudiée aux eaux minérales de Saint-Christau*, enfin une étude sur la *Rhinite* chronique (1875) (1).

On voit, d'après ces écrits, que M. Tillot avait réussi non seulement à formuler, avec précision, les indications des eaux de Saint-Christau dans les différentes espèces de dermatoses, mais qu'il avait étendu avec succès le champ de leurs applications aux maladies de la muqueuse nasale et de la muqueuse

(1) Ces différents ouvrages, communiqués à l'Académie de médecine sous forme de rapport. ont valu à leur auteur un grand nombre de récompenses : sept médailles d'argent et une médaille d'or.

oculo-palpébrale. Le traitement hydrominéral de ces affections pénibles et rebelles donna entre ses mains de brillants et précieux résultats. Les méthodes qu'il inaugura à Saint-Christau, et en particulier la pulvérisation externe, excitèrent l'intérêt de plusieurs célèbres médecins ou chirugiens des hôpitaux, et de professeurs de la Faculté de Paris. Bazin, dès le début, s'intéressa vivement aux recherches entreprises sur les eaux de Saint-Christau, qu'il tenait en haute estime, et pour lesquelles il créa dans sa nomenclature une classe à part, celle des eaux *ferro-cuivreuses*. Il les prescrivit souvent et les expérimenta dans son service de l'hôpital Saint-Louis. MM. Besnier, Panas, Gosselin, Desnos, Giraldes, Demarquay et d'autres médecins distingués, employèrent comme lui l'eau minérale transportée, et secondèrent M. Tillot dans ses expériences.

Saint-Christau connu et apprécié à Paris, dans les grandes villes du Midi, et même à l'étranger, se vit alors fréquenté par une clientèle nombreuse et judicieusement appropriée à ses ressources thérapeuthiques. — Cette période de progrès fut encore marquée par de nombreuses améliorations d'ordre matériel et par de nouvelles constructions. Un vaste reservoir fut élevé derrière les Bains-Vieux, pour recevoir l'eau des Arceaux, qui fut dirigée vers la Rotonde et substituée à l'eau des sources moins minéralisées, qui alimentaient cet établissement.

L'aménagement intérieur de ce dernier fut amélioré. Des baignoires de marbre furent substituées aux baignoires de cuivre. Des douches générales furent installées dans six cabinets, des douches ascendantes dans deux. Enfin, à côté de ces utiles acquisitions balnéaires et hydrothérapiques, il faut encore mentionner de nombreux travaux, destinés à augmenter l'agrément et le confortable de la station. Citons en particulier l'établissement d'un télégraphe électrique, la construction de *châlets* isolés, d'un élégant Casino, et la transformation de la Salle centrale de la Rotonde en un vaste et beau salon qui servait souvent de salle de bal ou de spectacle, quand Saint-Christau avait la bonne fortune de réunir des artistes de talent.

Le départ de M. Tillot, la mort du comte de Barraute et d'autres circonstances auxquelles nous avons fait allusion précédemment, ont arrêté l'essor que venait de prendre la station.

Pendant six ans, aucun écrit n'a été publié, aucune construction n'a été ajoutée mais cet arrêt de développement ne devait être que momentané. Au mois de Septembre dernier, d'importants travaux ont été entrepris pour installer, à la Rotonde, de belles salles d'Hydrothérapie et de Pulvérisation, et les deux ailes ajoutées dans ce but au bâtiment principal, ne sont, nous assure-t-on, qu'un acheminement progressif vers des transformations plus considérables.

Enfin, un événement des plus importants dans l'histoire de Saint-Christau signale la fin de cette année si bien inaugurée par la publication de la nouvelle analyse de M. Willm, c'est l'ouverture de la nouvelle *ligne ferrée* qui relie maintenant Oloron à Pau, et épargnera désormais aux voyageurs les longues et pénibles heures de diligence, que nécessitait l'ancien itinéraire.

PAUL BÉNARD.

LES EAUX FERRO-CUIVREUSES

DE

SAINT-CHRISTAU

(Basses-Pyrénées)

ENVISAGÉES AU POINT DE VUE

THÉRAPEUTIQUE

L'Établissement de Saint-Christau est situé dans le département des Basses-Pyrénées, arrondissement d'Oloron. On s'y rend par le chemin de fer du Midi, station de Lacq ; (de Lacq à St-Christau par Oloron, service quotidien par omnibus) (1).

Saint-Christau est un petit hameau dans une position charmante, au milieu d'un vallon situé au pied des premiers contreforts des Pyrénées, à l'entrée de la vallée d'Aspe. Le climat en est doux, salubre, et

(1) Un grand progrès s'est opére en septembre 1883 dans les moyens de transport. Un chemin de fer, s'embranchant à Pau sur la ligne de Bayonne à Cette, amène directement à Oloron, d'où un service de correspondance spécial conduit à St-Christau en 50 minutes. P. B.

2

permet de prolonger la saison jusqu'au milieu d'Octobre.

On y compte cinq sources différentes, ayant toutes la température de 14 à 15° ; la moins abondante est sulfureuse et ne sert qu'en boisson, on la nomme source du *Pêcheur* ; les quatre autres, minéralisées par le cuivre et le fer, sont divisées en deux groupes séparés, et coulent deux à deux dans des établissements différents, qui sont alimentés l'un et l'autre par la source principale, dite des *Arceaux*, dont le débit est de 48,000 litres à l'heure. Cette eau est reçue dans un immense réservoir de la contenance d'environ 3,000 hectolitres, d'où elle est dirigée dans l'établissement des *Bains Vieux* et dans celui de la *Rotonde*. L'établissement des Bains Vieux reçoit aussi l'eau de la source dite du *Chemin* ; il contient 14 baignoires, dont deux de marbre, une buvette et quatre cabinets pour les lotions. Le second établissement porte le nom de *Rotonde* à cause de sa forme ; c'est un monument tout moderne élevé par M. le comte de Barraute, et qui se recommande autant par l'élégance de sa construction que par la juste proportion de ses dispositions intérieures ; le milieu de l'édifice forme une vaste salle circulaire qu'on dispose au besoin en salle de bal ou de concert. La Rotonde contient douze cabinets de bain, six cabinets de douches ordinaires et deux cabinets pour douches ascendantes. (1)

(1) Les importants travaux d'agrandissement, exécutés depuis la saison de 1883, ont modifié la forme qui a valu son nom à la Rotonde. De chaque coté de la façade deux ailes rectangulaires

Buvettes : Derrière la Rotonde est la buvette de la source *Bazin* et la buvette de la source *Froide* ; a une soixantaine de mètres, se trouve la buvette sulfureuse du *Pêcheur* ; enfin, nous avons mentionné plus haut la buvette des *Arceaux*.

Propriétés physiques et chimiques. — Limpide presque inodore excepté dans les jours de pluie où la source des Arceaux répand une légère odeur sulfureuse et se trouble un peu, l'eau de St-Christau offre une certaine viscosité appréciable si on la fait couler d'un vase étroit pourvu d'un bec (1); elle laisse à la longue un dépôt calcaire dans les vaisseaux où on la renferme et forme sur le linge des taches de couleur jaune foncée analogues à celles de la rouille.

Elle était autrefois rangée au nombre des eaux sulfureuses ; mais la savante analyse, exécutée sur place par le professeur Filhol en 1863, autorise peut-être à lui donner le nom d'eau *ferro-cuivreuse.*

viennent d'être construites : La gauche renferme les appareils de chauffage et une partie du matériel ; la droite forme une grande *salle d'Hydrothérapie,* qui doit dès le printemps de 1884 être aménagée d'une façon aussi élégante que confortable. Elle sera pourvue des appareils les plus usités. Les différentes variétés de douches, froides, chaudes, écossaises... que l'on y donnera, pourront atteindre, grâce à la sur-élévation de la tour carrée, qui sert de péristyle et supporte des réservoirs spéciaux, une pression maxima de 10 mètres. Enfin une ***salle spéciale de Pulvérisation*** et de douches locales, située derrière l'établissement, sera munie dès la même époque, de puissants appareils de Pulvérisation. P. B.

(1) Les tubes de caoutchouc qui plongent dans cette eau, pour alimenter les pulvérisateurs, par exemple, se recouvrent très rapidement d'un enduit visqueux fort remarquable. P. B.

Voici le résumé de cette analyse :

SUBSTANCES contenues dans 1 kilogramme d'eau minérale.	NOMS DES SOURCES.				
	Source des Arceaux	Source du hemin.	Source de la Rotonde (Bazin)	Source de la Rotonde (froide).	Source sulfureuse.
	c. c.	c. c.	c. c.	c. c.	c. c.
Oxygène	7,40	7,60	8,10	8,20	»
Azote	24,60	24,80	25,20	25,10	24.80
	gr.	gr.	gr.	gr.	gr.
Acide carbonnique libre	0,0004	0,0036	0,0110	0,0157	0,0510
Bicarbonate de chaux	0,1566	0,1600	0,1578	0,1275	0,1905
— de magnésie	0.0587	0,0641	0,0339	0,0128	0,1033
— de lithine	traces	traces	traces	traces	traces
Chlorure de sodium	0,0297	0,0301	0,0272	0,0254	0,0227
— de calcium	0,0230	0,0236	0,0031	traces	traces
— de magnésium	traces	traces	traces	traces	traces
Iodure de sodium	traces	traces	traces	traces	traces
Sulfure de calcium	»	»	»	»	0.0103
Hyposulfite de chaux	»	»	»	»	traces
Sulfate de chaux	0,0096	0,0098	0,0175	0,0127	0,0777
— *de cuivre*	0,00035	0,00034	0,00020	traces	traces
— de fer	0,0042	0,0046	0,0032	traces	traces
Carbonate de manganése	traces	traces	traces	traces	.
Phosphate de chaux	0,0013	0.0015	0.0007	traces	0,0026
Arséniate de chaux	traces	traces	traces	traces	.
Silicate de chaux	0,0139	0,0140	0,0104	0,0420	0,0339
— de potasse	traces	traces	traces	traces	traces
Borate de soude	»	»	»	»	traces
Matière organique	traces	traces	traees	traces	traces
TOTAUX	0,29774	0,31164	0,2650	0.2361	0,4920

Depuis que l'analyse a été faite, la source *douce* de la Rotonde a pris le nom de source Bazin.

D'après cette analyse, on voit que les eaux des Arceaux, du Chemin et de la Rotonde présentent une analogie de composition telle qu'on peut les considérer comme ayant une origine commune. « La « présence du cuivre en quantité suffisante pour qu'on « en puisse déterminer la proportion, me paraît » dit M. Filhol « le point le plus saillant de l'analyse « des eaux de St-Christau. »

Le sulfate de cuivre existe à la dose de 0,0003, le sulfate de fer à la dose de 0,004 ; de plus, il y a des traces d'arsenic, d'iode, et de matière organique. La source sulfureuse est minéralisée par le sulfure de calcium à la dose de 0,0103. (1)

(1) Une analyse récente, faite en 1882 par M. Willm chef du laboratoire de la Faculté de Paris, au nom de la Commission de révision de l'annuaire des eaux minérales, confirme, dans ses points les plus importants, l'analyse exécutée en 1862 par le savant directeur de l'école de médecine de Toulouse. Ses résultats sont exposés dans le tableau suivant publié dans le recueil des travaux du comité consultatif d'hygiène publique de France et des actes officiels de l'administration sanitaire.

	Source des Arceaux	Source Bazin	Source Froide	Source du Pêcheur
	gr	gr.	gr.	gr.
Acide carbonique total	0.1510	0.1509	0.1508	0.3463
Acide des bicarbonates	0.1312	0.1323	0.1277	0.2768
Acide libre	0.0198	0.0186	0.0231	0.0675
Hydrogène sulfuré	»	»	»	0.0020 ou 1cc, 3
Carbonate de calcium	0.1320	0.1338	0.1293	0.2515
Carbonate de magnésium	0.0141	0.0138	0.0135	0.0527
Carbonate de Strontium	traces	traces	traces	0.0042
Silicate de calcium	0.0338	0.0290	0.0291	0.0221
Silicate de magnésium	0.0134	0.0180	0.0165	0.0065
Carbonates de fer et manganèse	0.0012	0.0026	0.0022	0.0012
Sulfate de magnésium	0.0068	0.0058	0.0060	0.0270
Sulfate de calcium	0.0070	0.0034	traces	»
Sulfate de sodium	0.0042	0.0128	0.0070	0.0819
Sulfate de potassium	0.0038		0.0031	0.0033
Sulfate de cuivre	0.0003	traces	traces	»
Hyposulfite de calcium	»	»	»	0.0021
Chlorure de sodium	0.0295	0.0129	0.0127	0.0118
Azotate de sodium	0.0162	»	»	»
Arseniates — Lithium	traces	traces	traces	traces
Phosphates	traces	»	traces	»
Ammoniaque	»	»	»	traces
Matière organique et perte	0.0177	traces	0.0102	0.0087
Poids du résidu par litre	0.2740	0.2321	0.2296	0.4730

Cette analyse présente, à nos yeux un grand intérêt; car elle répond d'une façon péremptoire aux contestations élevées au sujet de la présence du cuivre dans la source des Arceaux. M. Willm

Mode d'emploi. — On utilise l'eau minérale à St-Christau en bain, en boisson, en douches, en lotions, en fomentation et en pulvérisation. Il ne sera ici question que de la source ferro-cuivreuse, les effets physiologiques de la source du Pêcheur, minéralisée par la sulfure de calcium, offrant la plus grande analogie avec ceux des eaux sulfureuses calciques froides. (1)

En boisson, les malades prennent l'eau à la dose de 2 à 6 verres par jour, et souvent bien plus, car la

n'aurait pas retrouvé ce métal *en quantité sensiblement égale* à celle qui a été dosée par Filhol, si, comme on l'avait avancé un peu à la légère, le cuivre provenait simplement d'objets métalliques mis en contact avec l'eau minérale. Nous pouvons en outre affirmer, en ce qui concerne cette dernière analyse, que l'eau des Arceaux soumise à l'examen de M. Willm a été recueillie au griffon, et embouteillée sous les yeux mêmes de l'éminent chimiste avec toute la correction désirable en pareille circonstance. Inutile d'ajouter que le griffon n'est en contact avec aucun tuyau ou autre objet de cuivre.

En ce qui concerne les autres éléments, les différences sont encore plus apparentes que réelles. Elles tiennent en grande partie au mode de groupement que les progrès de la chimie hydrologique ont fait adopter par M. Willm; L'iodure de Sodium ne figure pas dans cette dernière analyse; mais en revanche nous y voyons la présence du Strontium, et de l'azotate de soude à dose pondérable. Les autres différences ne portent que sur les quantités relatives de quelques éléments P. B.

(1) L'eau du Pêcheur, indépendamment des qualités qui lui sont communes avec les autres eaux sulfureuses froides, nous parait avoir une action très prononcée sur la muqueuse gastrique. Très bien tolérée malgré son odeur et sa saveur caractéristiques, elle combat assez heureusement certaines formes de dyspepsie atonique. Prise quelque temps avant les repas, elle excite activement l'appétit et constitue souvent, de cette manière, un utile adjuvant du traitement général. P. B.

plupart la mélangent avec le vin aux repas. D'un goût légèrement styptique, exhalant une très-faible odeur de moisi due probablement à la matière organique, elle n'altère nullement le goût ni la couleur du vin.

L'eau n'ayant que 14 degrés, on est obligé d'en élever artificiellement la température, mais ses propriétés n'en sont pas altérées ; elle est chauffée au moyen d'un système à circulation analogue à celui qui est usité aux Eaux Bonnes.

Les lotions et les fomentations sont très-employées à St-Christau et remplissent une des indications les plus utiles dans le cas d'affections circonscrites. La plupart des malades portent plusieurs heures par jour, quelques-uns même gardent pendant la nuit des compresses imbibées d'eau minérale à sa température naturelle. L'effet de ces fomentations est de calmer l'ardeur, les démangeaisons si fréquentes dans certaines dermatoses. La fomentation détermine habituellement, dans la partie malade, un travail physiologique exagéré, qui a pour résultat d'augmenter momentanément la sécrétion séreuse ou purulente, de faire tomber les croûtes ou les squames, et d'amener, dans les parties ulcérées, la production de bourgeons plastiques qui se convertissent en cicatrices.

Les douches sont administrées sous une faible pression parce qu'on les fait porter en général directement sur les parties malades. Il est bon de commencer par l'eau à une température un peu élevée, et en abaissant à chaque séance le degré du calorique, on arrive à donner la douche tout-à-fait froide. Les douches écossaises font aussi partie du traitement balnéaire. (1)

L'eau minérale pulvérisée rend d'éminents services dans le traitement de quelques affections chroniques des yeux, des paupières, et dans certaines maladies circonscrites de la peau occupant la face ou les mains, notamment dans l'eczéma et le lupus.

La pulvérisation est donnée à Saint-Christau à l'aide de deux appareils L'un est destiné aux affections circonscrites de la face ou aux ophtalmies et aux affections des fosses nasales ; c'est l'appareil connu dans le commerce sous le nom de pulvérisateur à crémaillère ; le second qui, peut être utilisé dans les affections des yeux comme instrument pulvérisateur, se transforme à volonté en une pompe à injections dans les voies lacrymales. (2)

(1) Indépendamment de ces douches *à faible pression*, dont l'usage sera toujours conservé à titre d'application locale, on trouvera désormais dans les douches *à forte pression*, de forme variée, que l'on installe en ce moment dans la nouvelle salle d'hydrothérapie, un puissant modificateur de l'état général et un remède efficace dans un certain nombre d'affections particulières. Joignons encore à l'énumération des procédés hydrothérapiques usités à St-Christau, certaines applications locales, telles que les douches ascendantes, les irrigations utérines, les douches et irrigations nasales. P. B.

(2) Les appareils qui sont décrits et figurés plus loin méritent d'être conservés à cause de la facilité avec laquelle on peut graduer leurs effets. De plus, leur petit volume permet de donner la pulvérisation dans un local différent de la salle commune, ce qui est souvent utile lorsque le malade désire ne pas découvrir en pu-

Effets généraux sur l'organisme : la Poussée. — Le tiers environ des malades traités à Saint-Christau éprouve une éruption accidentelle plus ou moins généralisée, plus ou moins durable, mais qui s'affirme parfaitement. Du reste, l'action de l'eau des Arceaux est parfois si énergique sur la peau, qu'il y a des personnes qui ne peuvent prendre un bain ou se laver avec l'eau minérale sans voir survenir des plaques rouges ou un prurit d'intensité variable ; d'autres fois il se produit une espèce d'urticaire qui disparaît aussitôt que le malade n'est plus en contact avec l'eau minérale. La *Poussée* ne survient habituellement qu'à une époque du traitement ou l'absorption se fait activement, c'est-à-dire du 3e au 8e jour ; elle

blic la lésion dont il est affecté. Mais ils étaient insuffisants dans une station où la pulvérisation est un des principaux modes du traitement. Aussi, parmi les importantes innovations réalisées cette année par l'établissement, devrons-nous compter la nouvelle *salle de pulvérisation* où un appareil central à très-forte pression alimentera un certain nombre d'ajutages indépendants les uns des autres.

Nous avons de plus expérimenté, l'an dernier, avec quelqu'avantage, un mode de pulvérisation encore trop récent pour avoir été employé par M. Tillot. Nous voulons parler de la *pulvérisation par la vapeur*. Le procédé est particulièrement applicable à St-Christau, dont les eaux, d'une stabilité reconnue, supportent sans altération sensible, une forte élevation de la température. L'appareil, que tout le monde connaît, se compose essentiellement d'une chaudière munie d'un tube articulé très fin, dont l'extrémité rencontre à angle droit l'étroit orifice d'un autre tube plongeant dans le réservoir d'eau minérale. Le jet de vapeur, parti de la chaudière, détermine, en passant au-dessus du second tube, une aspiration, qui renouvelle sans cesse la goutte d'eau, dans laquelle il se condense partiellement et qu'il projette avec force sous forme d'un nuage épais d'eau minérale finement pulvérisée.

s'accompagne quelque fois de symptômes généraux : malaise, courbature, embarras gastrique, et elle se manifeste sous formes d'érythème, de lichen ou de furoncles. Quelquefois elle se montre à deux reprises pendant le traitement. Mais ce phénomène, qui parait indépendant de la constitution et du tempérament des malades, ne semble avoir aucune influence sérieuse sur le résultat définitif de l'affection qui les amène à Saint-Christau. Faut-il attribuer ce phénomène à la seule action des sulfates de fer et de cuivre qui sont contenus à dose si minime dans l'eau de Saint-Christau ? Nous n'osons décider cette question. (1)

(1) Le phénomène de la poussée nous semble comme à M. Tillot une des particularités les plus remarquables des eaux de St-Christau, moins encore peut-être par sa fréquence que par la *légitimité* de ses caractères. Ici, en effet, on ne peut pas, comme on le fait souvent lorsqu'il s'agit d'eaux faiblement minéralisées, l'attribuer à la durée des procédés balnéaires, ou aux autres causes banales d'excitation de la surface cutanée. L'usage interne et exclusif de l'eau des Arceaux peut suffire à lui seul pour provoquer l'apparition des manifestations éruptives, ainsi que l'a constaté M. Tillot, et comme nous l'avons vérifié à notre tour. Il faut donc admettre, indépendamment de l'action topique sur la peau, l'intervention d'une cause spéciale inhérente à la nature même de l'eau : probablement l'élimination par la peau des principes minéralisateurs en vertu d'une *action élective* particulière.

M. Vérité, dans une intéressante communication adressée à la Société d'Hydrologie (V. Annales de la Soc. d'Hydr. T. XXII) au sujet des éruptions thermales de la Bourboule, a insisté avec raison sur l'importance de ce critérium, et a pris St-Christau pour exemple de la poussée légitime. — C'est en vain que l'on chercherait à expliquer le phénomène par la prédisposition que semblent présenter les sujets affectés de dermatoses. Quelle que soit la part attribuée à cette prédisposition, on ne pourra méconnaître qu'il a fallu, pour la mettre en jeu, une intervention extérieure, qui agit

L'eau de St-Christau détermine sur la peau une action excitante ; elle stimule les nerfs cutanées, et les capillaires, puis qu'elle produit de la rougeur;

au moins à la manière d'une cause occasionnelle. Dans d'autres circonstances d'ailleurs, il est impossible de recourir à cette explication.

M. Tillot ne s'est pas borné à constater l'existence du phénomène; il a aussi étudié avec grand soin le siège et la forme qu'affectent les éruptions, ainsi que leur fréquence absolue et relative suivant la nature de la maladie et de la diathèse que présentent les sujets observés. Les résultats de ses recherches sont consignés dans un remarquable mémoire communiqué à la Société d'Hydrologie. (V. Annales de la Soc. d'Hydr. T. XVII). — Les chiffres indiqués dans sa statistique nous paraissent même un peu faibles si nous les comparons avec nos observations personnelles. Mais ce désaccord apparent s'explique très facilement. D'une part, les manifestations de la poussée, qui trompent si souvent l'observation la plus attentive, ainsi que M. Tillot le fait très justement remarquer, devaient échapper plus fréquemment à celui qui les étudiait, pour la première fois, qu'à l'observateur déjà prévenu de leur existence. D'autre part la mobilité de ces phénomènes et les doutes que l'on peut concevoir sur leur nature et leur origine empêchent l'observateur consciencieux de faire figurer *sur une statistique* toutes ces éruptions fugaces et bâtardes, sans caractère définis, qui constituent si souvent la poussée thermale. C'est ainsi que l'on ne verra guère sur les tableaux de M. Tillot que des éruptions à caractères bien tranchés, et que l'on n'y trouvera que rarement les noms d'érythème et d'urticaire, bien que ces deux manifestations cutanées (l'urticaire surtout) soient très fréquentes à St-Christau. Ce que nous avons observé concurremment avec M. Tillot dans une autre station (Luxeuil les bains), où la mobilité et la légèreté des phénomènes pathogénétiques sont encore plus grandes, nous porte à croire qu'il ne nous démentira pas quand nous avançons que la poussée thermale est continuellement méconnue par le malade et ignorée par le médecin. Aussi, dans cette circonstance, comme dans beaucoup d'autres, la statistique se trouve-t-elle en défaut. En voici la preuve : en écartant simplement de notre statistique de l'an dernier (1883) toutes les observations manifestement incomplètes, nous arrivons à des chiffres qui ne diffèrent pas notablement de ceux de M. Tillot : soit environ un cas de poussée

elle excite légèrement la muqueuse gastrique, elle a une action sur la vessie, surtout la source *froide*). Chez la plupart des baigneurs, elle pro-

sur trois personnes soumises au traitement. Mais en divisant les malades en deux catégories, plaçant dans la première ceux qui étaient soumis à une observation presque quotidienne, et dans la seconde ceux que nous suivions moins régulièrement, nous trouvons une énorme différence dans les résultats comparatifs. C'est ainsi que nous avons observé la poussée chez *plus de la moitié* des malades de notre premier groupe, tandis que nous n'avons pu la noter que chez *le quart* de ceux qui composaient le second. Cependant nous ne manquions jamais de faire porter notre interrogatoire et d'appeler l'attention de tous nos malades sur les phénomènes qui constituent la poussée.

Il est de toute évidence que la moyenne véritable n'est pas la moyenne générale, même avec les restrictions dont nous avons parlé, mais bien celle de notre premier groupe.

Il est vrai que les phénomènes que nous avons observés n'ont souvent consisté qu'en de très légères manifestations, souvent, en particulier, en une urticaire à phénomènes objectifs très peu apparents malgré la vivacité des démangeaisons. Souvent même l'origine thermale de ces manifestations cutanées nous aurait laissé des doutes, si nous n'avions réussi, dans plusieurs de ces derniers cas, à faire disparaître et renaître à volonté les démangeaisons en suspendant et en prescrivant de nouveau l'usage de l'eau des Arceaux.

Enfin il nous reste à faire une dernière remarque au sujet de la poussée. Ce phénomène présente quelquefois des variations dans sa fréquence et dans son activité. C'est ainsi que nous avons vu, pendant le mois de juillet 1883, la poussée et les autres phénomènes pathogénétiques tels que la diarrhée, l'embarras gastrique, etc., que l'on pourrait peut-être considérer comme une poussée interne, se manifester avec une intensité et une fréquence tout à fait disproportionnées avec la description qu'en a faite M. Tillot et avec ce que nous avons observé en dehors de cette période. Nous avons dû, pendant quelque temps, restreindre considérablement l'usage de l'eau des Arceaux sous peine de voir survenir de trop fortes poussées en même temps que des exacerbations trop vives des affections cutanées.

P. B.

duit de la polyurie (1) ; elle congestionne les vaisseaux hémorrhoïdaux (d'où le ténesme vésical), et fait très-souvent rendre du sable aux personnes prédisposées. L'eau des Arceaux agit aussi sur les glandes sudoripares et sébacées; car elle augmente la transpiration cutanée, et dans les régions sébacées, notamment sur le cuir chevelu, elle accroît la sécrétion du produit sébacé, ce qui a parfois pour résultat l'agglutination incommode des cheveux. Je l'ai vue, chez quelques malades pléthoriques, déterminer la production de légers vertiges et des bouffées de chaleur à la face; mais, en général, elle est bien supportée. Chez un petit nombre de personnes, elle détermine un peu de diarrhée.

La saison à Saint-Christau est de 25 à 30 jours et souvent on se trouve fort bien de faire dans la même année deux saisons séparées par un intervalle de trois semaines ou un mois. Il est bon aussi de recommander aux malades de revenir une seconde année s'ils se sont bien trouvés d'une première cure. Les véritables guérisons, que j'ai pu constater à Saint-Christau, et dont j'ai reconnu la solidité une ou plusieurs années après la saison thermale, ont toujours été obtenues par un traitement persévérant, aussi bien pour les dermatoses que pour le coryza chronique. Les ophthalmies chroniques guérissent plus vite et

(1) Cette action ne peut pas être mise sur le compte de la quantité de l'eau ingérée; car il suffit de remplacer aux repas l'eau ordinaire par l'eau des Arceaux pour augmenter nettement la diurèse. P. B.

n'ont pas besoin d'un séjour aussi prolongé que les affections de la peau et des fosses nasales.

INDICATIONS ET CONTRE-INDICATIONS

On vient à Saint-Christau surtout pour les maladies de la *peau*, et la croyance dans les vertus thérapeutiques de l'eau minérale, à l'égard de ce dernier ordre d'affections, a déjà un certain cachet d'antiquité ; car elle se trouve consignée dans un récit légendaire; le merveilleux ne préside-t-il pas au berceau de toutes les découvertes ? En l'an 1300 environ, un berger, qui était *lépreux*, avait l'habitude de laver de temps en temps ses mains et sa figure à une source placée au pied d'une montagne, et quelle ne fut pas sa surprise de voir disparaître peu à peu la lèpre qui le rendait hideux et méconnaissable ! Depuis ce temps, d'autres lépreux allèrent se laver à la source, furent guéris, et la fontaine prit le nom de *Source des Dartres*. Dès lors, Saint-Christau se vit fréquenté par de grands personnages, et sa réputation s'étendit dans la province où chaque année de nouveaux succès ne font que la confirmer.

D'après cela, il est facile de comprendre pourquoi la majorité de la clientèle est constituée par des malades atteints d'affections cutanées.

Pendant mes quinze années d'exercice comme médecin-inspecteur de cet établissement thermal, j'ai reconnu que les eaux étaient en outre efficaces dans le traitement de quelques affections des muqueuses, notamment les *ophthalmies chroniques*, certaines lésions de la langue, du pharynx et des fosses nasales.

1re Catégorie

DERMATOSES

Une remarque essentielle avant tout détail, c'est que le traitement hydro-minéral de Saint-Christau est tout-à-fait contre-indiqué dans les maladies de la peau ou des muqueuses, lorsqu'elles sont à l'état aigu ou même subaigu. Dans ces cas, il détermine immédiatement une vive exacerbation dans le mal et ne saurait être continué sans danger ; l'état chronique est absolument de rigueur pour obtenir un résultat favorable.

AFFECTIONS PARASITAIRES.

Les affections parasitaires telles que le pityriasis versicolor, l'herpès circiné, le chloasma, sont dirigées avec beaucoup plus d'avantage aux eaux sulfureuses qu'à St-Christau.

AFFECTIONS ARTIFICIELLES.

L'eczéma professionnel, l'eczéma variqueux et les ulcères (1) variqueux s'améliorent très vite et gué-

(1) Cette action *cicatrisante* et *résolutive* que nous voyons se manifester si nettement dans les diverses affections traitées à

rissent bien à Saint-Christau, dont l'eau en bains, douches et fomentations, agit très sûrement même contre cet état éléphantiasique de la peau des jambes, causé si souvent par la dilatation variqueuse des vaisseaux. L'érythème simple ou les nœvus n'éprouvent que peu d'amélioration.

SYPHILIDES.

L'eau des Arceaux agit dans les syphilides comme un reconstituant, et un modificateur très efficace dans les syphilides ulcéreuses, mais sans opérer d'une façon spécifique; l'eau sulfureuse du Pêcheur est dans ces cas un adjuvant des plus utiles.

SCROFULIDES.

Sous le nom de scrofulides, nous comprenons les affections de la peau et des muqueuses précédées ou accompagnées d'engorgements ganglionnaires, caractérisées en général par un suintement séro-purulent très abondant, des croûtes épaisses, une certaine tendance à l'ulcération, à l'hypertrophie, même à la destruction des tissus, et laissant à leur suite des cicatrices bridées, élevées.

St-Christau, est une des propriétés les plus remarquables de l'eau des Arceaux. On est quelquefois étonné de la rapidité avec laquelle une plaie, un ulcère de jambe par exemple, depuis longtemps stationnaire et rebelle à différents traitements, marche vers la guérison sous la simple influence de bains, de douches et de fomentations, sans même qu'il soit besoin d'ordonner un repos absolu et une attitude fixe. P. B.

SCROFULIDES BÉNIGNES.

C'est surtout dans l'eczéma des scrofuleux, dans le lichen agriùs, l'eczéma impétigineux, que l'eau des Arceaux est le plus utile ; les malades l'emploient en bains, en fomentations, en douches. Sous l'influence de ce traitement, j'ai vu guérir bon nombre d'enfants atteints depuis deux ou trois ans de gourmes tenaces et rebelles.

SCROFULIDES MALIGNES.

Le lupus exedens se trouve particulièrement bien du séjour à St-Christau ; le lupus acnéique en bénéficie également et j'ai obtenu la guérison de cette affection dans des cas fort anciens; dans ces circonstances, il faut employer, non seulement les bains et les douches, mais aussi la pulvérisation ; le lupus érythémateux est au contraire assez rebelle au traitement (1). Les ulcères de nature scrofuleuse,

(1) Les progrès accomplis depuis quelque années dans le traitement du lupus par les moyens chirurgicaux ne doivent pas faire dédaigner et abandonner les autres modes de traitement. Sans parler des graves soupçons que fait peser M. Besnier sur les méthodes sanglantes, relativement à leurs dangers au point de vue de l'auto-inoculation du tubercule ; en admettant même que l'ignipuncture et la galvanopuncture préconisées et employées avec succès par cet éminent clinicien doivent être érigées en méthode générale, un traitement aussi efficace et d'une innocuité aussi complète que la cure hydrominérale de St-Christau peut rendre encore des services signalés au moins à titre de médication adjuvante. On pourrait utiliser avec succès, dans les nombreux entr'actes qui interrompent forcément le traitement chirurgical, l'action résolutrice et cicatrisante de ces eaux qui suffisent dans quelques cas à obtenir par elles seules la guérison. Evidemment

comme du reste toutes les solutions de continuité de la peau anciennes, quelle que soit leur origine, guérissent rapidement et l'eau agit aussi sur les tissus voisins en dissipant l'engorgement et ramenant la

le thermo ou le galvanocautère agirait plus surement et plus légèrement sur des tissus décongestionnés sur des ulcérations amoindries en surface et déjà modifiées. Enfin le traitement hydrominéral, tout en favorisant l'élimination des escharres et en hâtant la cicatrisation des points touchés par la cautérisation, laisserait reposer le malade sans laisser pour cela reposer la maladie. On peut, dans une certaine mesure, se rendre compte de ce que l'on peut espérer de cette combinaison des deux traitements, en examinant les résultats obtenus par M. Tillot, pendant les dix dernières années de son séjour à St-Christau. par l'emploi exclusif de l'eau minérale :

	Nombre des cas traités	Guérison	Amélioration notable	Amélioration simple	Etat stationnaire	Exacerbation	Résultat inconnu
Lupus tuberculeux	20	2	7	10	»	»	1
Lupus érythémateux	9	»	2	5	2	»	»
Lupus acnéiques.	5	1	2	1	»	1	»
Total...	34	3	11	16	2	1	1

Cette statistique inédite doit être complétée par 16 autres cas mentionnés dans les publications du même auteur (V. *Du traitement des affect. cutan. par les eaux min.* Annales de la Soc. d'Hydr. 1867) etc.

	Nombre des cas traités	Guérison	Amélioration notable	Amélioration simple	Etat stationnaire
Lupus tuberculeux et érythémateux	16	2	10	2	2

Ici encore la plupart de ces lupus étaient tuberculeux et ont plus bénéficié du traitement que les lupus érythémateux, mais c'est surtout dans le *lupus exedens* que les succès ont été le plus remarquables.

Parmi les observations publiées par M. Tillot relevons en parti-

peau de l'état scléreux à l'état normal ; aussi la variété d'éléphantiasis dite *des Arabes* est-elle susceptible de guérir à Saint-Christau, ainsi que l'expérience l'a prouvé à diverses reprises.

culier le cas d'un malade de 16 ans M. F. présentant entre autres lésions une destruction partielle de la narine gauche, rougeur et lividité du nez, avec trois pertes de substance à la face (dont deux du diamètre d'une pièce de deux francs) et qui fut assez amélioré après une seule saison pour que de simples attouchements avec le teinture d'iode, aient suffi pour achever de complèter la guérison. (*De l'act. des eaux de St-Christau... Obs. VII*). D'autres observations analogues sont rapportées dans le même mémoire.

La *pulvérisation* a joué un rôle important dans le traitement hydrominéral de Saint-Christau, mais nous la croyons appelée à rendre dans l'avenir des services encore plus considérables. En effet la pulvérisation par la vapeur, encore inusitée du temps des expériences de M. Tillot, nous semble constituer dans le traitement du lupus un progrès très appréciable. Cette pulvérisation à qui l'on peut enlever à volonté, sa force d'impulsion et sa température peut aussi, lorsqu'on le juge à propos, se transformer insensiblement en une douche tiède ou chaude, capable d'agir par percussion, mais avec une grande délicatesse à cause de la ténuité extrême de ses éléments. Utile dans un grand nombre de maladies de la peau et des muqueuses, elle semble particulièrement indiquée dans les affections qui comme le lupus redoutent particulièrement les applications froides, et « sur lesquelles les topiques émollients, les douches tièdes etc., ne sont pas sans action », (Besnier, *Annales de dermatologie* 1883). L'action percutante de cette douche qui excite légèrement et déterge parfaitement la plaie sans l'irriter, son abondance et sa températurature sont trois facteurs nouveaux qui augmentent la puissance de l'eau minérale, soit en favorisant son absorption, soit en agissant dans le même sens qu'elle. L'observation suivante montre que ces idées ne sont pas purement théoriques.

Observation : Mme B ... de Pau, 50 ans. — L'affection a débuté il y a dix mois, après une fièvre muqueuse, par un petit bouton à l'angle interne de l'œil droit. La lésion s'est rapidement étendue à la joue droite, à la lèvre supérieure et à la presque totalité du nez. La santé génerale n'est pas atteinte.

ARTHRITIDES.

Les affections de la peau développées chez des sujets arthritiques (goutteux ou rhumatisants), c'est-à-dire des dermatoses circonscrites avec un

Etat actuel : 1er sept. 1883. La face est en grande partie recouverte de croutes épaisses et adhérentes qui occupent les angles internes et externes de l'œil droit, complètement caché par le gonflement des paupières. La joue droite présente trois larges croutes, limitées en dehors par un liseré rouge, saillant : la lèvre supérieure très volumineuse, entièremeut couverte de croutes fait une saillie considérable ; le nez très tuméfié est recouvert de croutes du côté droit, et d'une épaisse couche de matière sébacée du côté gauche. Le gonflement de la base du nez envahit une portion de la joue gauche, la portion œdématiée présente une coloration bleuâtre livide.

L'aïle droite du nez est un peu échancrée ; les fosses nasales obstruées ne peuvent être examinées à cause de la tuméfaction douloureuse de la région. Traitement : Eaux des Arceaux en boisson, en bains, en fomentations et en pulvérisation par la vapeur.

— 3 sept. La figure est déjà un peu nettoyée, les croutes tombent, l'œil s'ouvre un peu, la malade supporte très bien la douche forte et chaude.

— 13 sept. Les croutes sont tombées, laissant à découvert une série non interrompue d'ulcérations à fond inégal, pâle et granuleux, qui, partant de l'œil droit, atteignent le bord gauche de la lèvre supérieure. Leur dimension varie entre celle de pièces d'un franc et de 50 centimes. La douleur et la tuméfaction qui avait diminué depuis quelques jours augmentent légèrement. Atténuation du traitement ; compresses de guimauve et pavot.

— 15 sept. Le gonflement, la rougeur et la douleur sont calmés, le bourrelet rouge qui limitait la lésion en dehors a beaucoup diminué.

— 24 sept. Le liseré rouge est à peine visible ; le nez se débarrasse presque spontanément de l'enduit sébacé qui le recouvrait ; les ulcérations ont beaucoup diminué ; l'œil s'ouvre mieux. La joue droite est bien plus souple et moins tuméfiée.

— 26 sept. Toutes les ulcérations sont très diminuées en surface et en profondeur. La plupart ne présentent plus guère que la moitié ou le tiers de leur étendue primitive, leur coloration

suintement modéré, bénéficient du traitement de Saint-Christau. Les arthritiques pléthoriques comme les arthritiques anémiques ou lymphatiques peuvent sans inconvénient y faire une cure plus ou moins prolongée. Dans ces dermatoses, l'expérience m'a démontré l'avantage de l'association de l'eau Bazin à jeun avec l'eau des Arceaux prise aux repas.

DE L'ECZÉMA

L'eczéma circonscrit, nummulaire, localisé aux mains, aux pieds ou à la tête, se trouve parfaitement bien et guérit à Saint-Christau. Lorsque cet eczéma est suintant, il se modifie plus vite et guérit plus sûrement que l'eczéma sec et que le pityriasis, soit qu'il occupe la tête ou une partie du corps. Quand l'eczéma siège à la face chez un homme, l'épilation partielle ou générale, combinée avec la pulvérisation et les douches, produit les meilleurs résultats. (1)

rosée, l'absence de douleur et de gonflement semblent promettre une prochaine et complète cicatrisation. La lèvre supérieure est beaucaup moins tuméfiée ; les fosses nasales sont libres. (Malgré le défaut d'examen la pulvérisation était dirigée aussi vers ces cavités). Le nez est moins volumineux. Malheureusement la malade rappelée par des affaires de famille ne peut continuer une cure qui semblait devoir la conduire, à bref délai, vers la guérison; elle quitte Saint-Christau, non encore guérie, mais considérablement améliorée. — A ce moment l'intervention chirurgicale eut été extrêmement simplifiée. P. B.

(1) L'eczéma non généralisé, mais très étendu, n'est pas moins que le précédent justiciable des eaux de Saint-Christau. S'il est par sa nature plus rebelle á toute espèce d'agents thérapeutiques, il est relativement plus accessible au traitement thermal qu'aux médications qui exigent l'emploi de topiques officinaux sur une vaste surface. P. B.

De l'eczéma aux productions papilliformes. — Tel est le nom donné par M. Bazin à une affection qui participe à la fois de l'eczéma et du lichen, et que M. Hardy appelle *lichen hypertrophique*. Cette maladie n'est pas très fréquente, cependant j'en ai observé une quinzaine de cas à Saint-Christau. (Ces faits ont été rapportés dans la thèse inaugurale du docteur Arnaude (1). Cette lésion se montre exclusivement aux membres inférieurs affectés d'eczéma simple ou variqueux; je l'ai observé aussi dans la région anale et j'ai constaté plusieurs cas de guérison très manifeste dont la solidité s'est maintenue (2).

PSORIASIS.

Le psoriasis de nature arthritique, c'est-à-dire limité aux mains ou aux pieds, est susceptible de

(1) Quelques considérations sur l'eczéma hypertrophique observé à Saint-Christau, (Montpellier 1878).

(2) Peu d'affections sont aussi heureusement modifiées par les eaux de Saint-Christau, que cette maladie tenace et rebelle.

Des 9 cas rapportés dans la thése du docteur Arnaude, 6 ont été guéris ou peu s'en faut; 2 ont été très notablement améliorés; un seul n'a bénéficié que d'une simple amélioration.

Ne pouvant reproduire toutes ces observations nous nous bornons à donner le résumé de deux des plus intéressantes.

(Obs. VI.) M. X. d'Athènes envoyé à Saint-Christau par Bazin (qui avait porté le diagnostic *arthritide maligne*), et par M. Panas. Venu à Saint-Christau, une première fois, atteint d'un eczéma de l'anus accompagné de productions papillaires sessiles, groupées, aplaties et qui étaient le siège d'un suintement fétide et de violentes démangeaisons, il fut guéri après une seule saison.

Il revint 5 ans plus tard, portant sur le scrotum une plaque eczémateuse, parsemée de légères saillies papilliformes avec prurit. Guérison complète après 26 séances de pulvérisation.

guérison, mais quant au psoriasis herpétique (généralisé) il ne fait que blanchir à Saint-Christau.

LE LICHEN circonscrit et la variété lichen agriùs sont parfaitement justiciables de nos eaux, mais exigent un traitement persévérant; il en est de même pour le *prurit vulvaire.*

ACNÉ.

La variété *rosacea* se présente souvent à Saint-Christau et n'obtient qu'une modification légère; la pulvérisation a l'avantage de diminuer un peu la chaleur et la rougeur congestive de la face.

Acné sebacea. — C'est surtout contre cette forme de l'acné que l'eau des Arceaux est efficace; cette

(Obs. IX.) Dercuzi 28 ans, chiffonnier. Début il y a 4 ans par de la rougeur, du suintement autour des ongles des pieds, avec sensation de piqûre ; envahissement progressif de toute la face dorsale du pied droit, qui devint alors le siège de douleur lancinantes. Entré en novembre 1867 dans le service de M. Bazin, il présente, sur toute la face dorsale du pied droit, des productions sessiles, cohérentes, confluentes, irrégulières dans leur forme et leur volume, un peu globuleuses, de consistance élastique, séparées les unes des autres par des sillons peu profonds. Elle forment une couche, dont l'épaisseur a jusqu'á 1 centimètre en certains points, et qui envahit la partie inférieure de la jambe. Leur couleur est d'un rouge peu foncé; quelques unes de ces productions, situées sous la plante du pied, ont l'aspect de disques aplatis rosés. L'épiderme de la région calcanéenne postérieure est très épaissi, irrégulier, hérissé de hachures épidermiques un peu brunâtre. Toutes ces productions laissent exhaler, dans les intervalles qui les séparent, un liquide séreux, qui tache le linge et répand une odeur nauséabonde. La plupart des ongles ont disparu.

Le malade a d'abord été traité sans succès par les amers, les alcalins et les pulvérisations avec l'eau ferrugineuse de Passy. M.

maladie a presque toujours pour conséquence la chute des cheveux lorsqu'elle occupe le cuir chevelu; il est utile d'appliquer le soir, sur la tête, du glycérolé d'amidon ou de la glycérine, dans le cas où il y a grande abondance de squames simulant jusqu'à un certain point le pityriasis capitis; la douche ou l'eau pulvérisée pénètrent alors bien mieux à travers les orifices des follicules dilatés et désobstrués. Si l'acné occupe les sourcils ou la lèvre supérieure (où elle prend le nom de sycosis), on se trouve encore fort bien du procédé de l'épilation.

L'acné sebacea occupe souvent les joues ou le nez, sous forme de placards noirâtres formés de squames molles, humides, cireuses, analogues au mastic des vitriers; il est nécessaire dans ces cas de recourir aux

Bazin prescrivit alors des fomentations et des bains à l'hydrofère, tous les deux jours, avec l'eau de Saint-Christau.

Au bout de 3 semaines le suintement séro-purulent est arrêté; puis les végétations diminuent de volume, se flétrissent et se détachent; il reste des placards de formes irrégulière, formés par de petites squames minces supportées par un fond rouge; le tout sans aucune démangeaison.

Cette observation est d'autant plus remarquable que le résultat à été obtenu avec de l'eau transportée, alors que d'autres traitements, et en particulier une eau ferrugineuse administrée par un procédé semblable, avaient été employés sans succès.

La Xme et dernière observation du même travail n'est pas non plus sans intérêt, car elle nous montre l'insuccès complet d'une autre médication expérimentée dans le même service sur une malade présentant des lésions analogues.

On ne s'étonnera donc pas après l'exposé de ces faits, que Bazin instruit par son expérience personnelle ait vanté l'emploi des eaux de Saint-Christau dans l'affection qui nous occupe. (V. Bazin. *Leçons sur les affections cutanées de nature arthritique et dartreuse. P. 224.*) P. B.

applications d'huile ou de glycérine et de faire porter pendant plusieurs heures de la journée des compresses imbibée d'eau des Arceaux à la température naturelle.

Il existe une variété d'acné sebacea concrète qui n'est souvent que la première étape du cancroïde. Cette affection a son siège de prédilection sur la narine ou au bout du nez. Lorsque le cancroïde n'est pas encore bien évident, l'eau des Arceaux exerce une action manifeste, et j'ai vu des malades chez lesquels l'ulcération consécutive se cicatrisait parfaitement; malheureusement lorsqu'il s'agit d'une maladie ancienne développée chez une personne âgée, cas le plus fréquent, l'ulcération reparaît au bout de quelques mois, alors qu'on la croyait radicalement guérie.

L'eau des Arceaux a une action si éminemment cicatrisante que j'ai vu de vrais cancroïdes subir promptement une amélioration considérable qui aurait pu me faire partager les illusions du malade si je n'avais eu pour moi l'expérience antérieure.

HYDROA.

Cette dermatose guérit assez bien à St-Christau; il en est de même de l'herpès, soit qu'il occupe les lèvres ou les organes génitaux. J'ai vu un certain nombre de cas d'hydroa successif ou pemphigus à petites bulles; c'est une affection dans laquelle l'eau de St-Christau est certainement utile; quant au pemphigus véritable, maladie assez rare, je n'en ai vu qu'un seul cas guérir radicalement par nos eaux.

Le prurigo et surtout le prurigo localisé à l'anus ou au scrotum est avantageusement modifié à Saint-Christau; quant à l'urticaire, je n'ai jamais remarqué que le séjour de notre station lui fût favorable.

DES HERPÉTIDES.

Lorsque la dermatose, eczéma, psoriasis, etc.., rentre dans la catégorie de ce que M. Bazin appelle les herpétides, c'est-à-dire qu'elle est parfaitement symétrique, très-étendue, avec prurit intense ou généralisé, elle se trouve moins bien du traitement hydrominéral que l'arthritide vraie. Cependant l'eau qui nous occupe exerce une certaine action dans les *névroses* auxquelles les herpétiques sont si sujets et j'ai plusieurs fois vu des névropathies améliorées, après la saison.

MALADIES GÉNÉRALES

CHLOROSE. — ANÉMIE.

Toutes les maladies où il y a dépression générale, faiblesse acquise, perte de forces, suites de convalescence, éprouvent de l'eau des Arceaux prise en bains et en boisson un effet tonique, reconstituant (1).

(1) L'action curative ou reconstituante des eaux de St-Christau dans les affections générales est surtout remarquable dans la *Chlorose* et dans une de ses principales manifestations *l'Aménorrhée.* Nous n'avons pas entre les mains les éléments d'une statistique sérieuse, car, depuis quelques années, on dirigeait peu d'affections générales vers St-Christau, dont les ressources

Cette eau convient aussi aux enfants lymphatiques et scrofuleux, à la condition qu'ils n'aient pas d'engorgement ganglionnaire ou d'affection osseuse; dans ces cas Baréges leur est beaucoup plus utile et doit leur être conseillé de préférence.

2e Catégorie.

AFFECTIONS DES MUQUEUSES

1er Groupe.

MALADIES DE LA LANGUE, DU PHARYNX ET DES FOSSES NASALES

MALADIES DE LA LANGUE

Les affections qu'on observe le plus souvent sur la langue et qui se trouvent bien du traitement thermal de St-Christau sont l'eczéma et le psoriasis. L'éczéma est une maladie caractérisée par la rougeur et l'exubérance des petites papilles, ce qui produit une

hydrothérapiques étaient insuffisantes à ce point de vue. Nous ne pouvons cependant nous empêcher de remarquer que, sur *trois cas* d'aménorrhée traités l'an dernier, nous avons enregistré *trois succès*, et cela sans l'intervention d'un traitement hydrothérapique sérieux. Ces résultats, si conformes aux anciennes traditions médicales de St-Christau, sont trop peu nombreux pour nous permettre d'avancer une opinion personnelle, mais ils nous font penser forcément aux assertions émises par Pécholier et St-Pierre. Ces deux observateurs après avoir reconnu, à la suite d'expériences faites sur les animaux et d'observations prises sur les individus employés à la fabrications du Verdet, que ce sel, absorbé lentement et d'une manière continue, est favorable à l'engraissement, ont constaté que les femmes qui travaillent dans les fabriques de Verdet n'étaient pas sujettes à la chlorose. (A. Barallier, dict. prat. art. Cuivre). P. B.

sensation de brûlure ou de cuisson perpétuelles. Le *Psoriasis* de la langue, maladie étudiée tout récemment, diffère de l'éczéma par la présence de squames épaisses, de fissures, de gerçures et souvent de noyaux d'induration; cette forme de glossite qui n'est souvent que la première phase de l'épithélioma subit en général une influence heureuse de l'eau de St-Christau employée en gargarismes et surtout en pulvérisations (1). Le psoriasis lingual s'accompagne souvent d'un état grisâtre de la muqueuse buccale avec léger épaississement et coloration blanc-grisâtre dans l'épithélium; ces cas rentrent aussi dans la catégorie des indications de nos eaux.

(1) Cette affection, si fâcheuse par sa résistance à tous les traitements et par les dangers auxquels expose sa fréquente transformation en cancroïde, a été l'objet de nombreux travaux depuis que Bazin l'a fait entrer dans le cadre nosologique. Sous le nom de *psoriasis buccal*, que lui a donné ce célèbre dermatologiste, de *stomatite épithéliale chronique* que lui assigne M. Besnier, de *leucoplasie buccale*, par lequel la désigne M. Vidal, et sous d'autres dénominations étrangères, elle a été étudiée dans sa nature, son anatomie pathologique, ses formes, sa marche et son diagnostic. Mais, si ces différents points de son histoire ont fait de sérieux progrès, il n'en est pas de même de son traitement, qui, ainsi que le constate M. Mauriac (Union médicale, 1873, T. II p. 596), « n'a donné que des résultats nuls ou insignifiants, bien qu'on ait employé tous les substitutifs, tous les fondants, et résolutifs, etc... de la matière médicale. » Bien que cette assertion ait été émise il y a dix ans, elle pourrait être répétée aujourd'hui sans grande modification. Aussi, dans un semblable état de choses, on conçoit quelle doit être l'importance d'une médication qui, si elle n'est pas constamment couronnée de succès, donne presque toujours de l'amélioration et quelquefois la guérison.

La maladie n'est pas assez fréquente, et par conséquent les cas traités ne sont pas assez nombreux, pour que l'on puisse dresser

J'ai vu à St-Christau quelques personnes affectées d'athrophie papillaire partielle de la langue, d'autres d'hypéresthésie linguale caractérisée par une sensation de brûlure, de cuisson ou de perversion du goût; je dois avouer que le traitement thermal a été pres-

une statistique sérieuse des résultats obtenus à St-Christau ; mais on peut voir, par l'examen des documents que nous avons pu rassembler, combien ces exemples sont encourageants.

Parmi les 20 observations, citées par M. Debove, dans sa thèse inaugurale (Paris, 1873), 6 d'entre elles, empruntées pour la plupart à M. Tillot, sont relatives à des malades traités par l'eau de St-Christau. Ces six observations ne mentionnent qu'un seul insuccès (Obs. XI), encore est-il facile de voir que le cas est des moins probants. Les cinq autres se décomposent ainsi :

Obs. III. — Amélioration notable,
Obs. XII. — Amélioration simple,
Obs. XIII. — Amélioration simple,
Obs. XIV. — Améloration peu apparente au départ, mais s'accentuant dans la suite,
Obs. XVII. — Amélioration très considérable.

Notons en passant que la plupart de ces observations ne parlent que d'un traitement relativement fort court pour une affection, qui suivant Bazin (Debove loc. cit.), demande toujours pour guérir deux ou trois années de traitement.

A côté de ces exemples qui font un contraste frappant, avec les résultats des traitements indiqués dans les autres observations de la même thèse, exposons les deux cas suivants, recueillis ultérieurement par M. Tillot, et qui ne mentionnent plus des *améliorations plus ou moins considérables*, mais des *guérisons solides et bien constatées*.

Observation *A*. — M. X. de Nimes, 45 ans, constitution forte, tempérament lymphatique, grand fumeur. Sa fille a une affection dartreuse du cuir chevelu. Il a eu lui même la gourme dans son enfance, est sujet à de fréquentes atteintes de rhumatisme et a eu une péricardite, il y a dix ans. Il présente en outre, tous les hivers, une affection pustuleuse des lèvres.

Atteint, depuis deux ans, de psoriasis lingual, il a consulté pour cette affection M. Bazin, puis M. Besnier qui l'a envoyé à Saint-Christau. Le traitement antérieur avait consisté en

que toujours impuissant dans ces circonstances. Plusieurs médecins de l'hôpital St-Louis ont eu recours à l'eau de St-Christau transportée et se sont loués de ce moyen, mais l'eau dont il s'agit n'a de véritable action que lorsque la maladie est à la première pé-

alcalins à l'intérieur, en lotions chloratées et en pulvérisations d'eau de Saint-Christau transportée.

A son arrivée, (14 juillet 1876), le malade présente un épaississement du milieu de la langue, avec coloration blanc laiteux, et petites squames blanches adhérentes; nulle part d'induration. Dans l'étendue de 3 cent. carrés, la muqueuse linguale est déprimée, dépourvue de papilles et un peu luisante. A gauche, existent des varices sublinguales. M. X. a en outre une maladie organique du cœur et une affection pustuleuse de la lèvre.

Le traitement a duré 24 jours ; il a consisté en lotions et pulvérisations ; Epilation de la lèvre ; Eau de la source Bazin en boisson, Eau des Arceaux aux repas.

M. Besnier, qui a revu ce malade l'année suivante, a constaté sa guérison.

Observation *B.* — M. J. (de Paris) 40 ans, fort, bien constitué, sujet au rhumatisme musculaire, grand fumeur. Atteint d'un pityriasis du cuir chevelu qui a déterminé l'alopécie, sujet à l'angine granuleuse, ayant eu de l'hydrosadénite ulcérée.

Ce malade, affecté de psoriasis lingual depuis 1869, consulte pour la première fois M. Tillot en 1872. Il se plaint d'éprouver une sensation de gêne à la langue, de picotements et d'agacement, d'un besoin incessant de toucher ses dents. La langue présente, du côté droit, en face des deux dernières molaires, de petites plaques blanches indolentes, circonscrivant une petite dépression de la muqueuse. Nulle part d'ulcération ; dans un point, une légère induration. Sous l'influence du moindre excès de table, la langue, dans les points indiqués, se tuméfie et devint sensible.

Le traitement, fort irrégulièrement suivi, consiste en lotions phéniquées et en pulvérisations d'eau de Saint-Christau transporportée. Il fut interrompu et suivi de nouveau à plusieurs reprises ; aussi, la guérison ne fût elle obtenue qu'en trois ans.

Le malade, qui a été revu depuis (en 1884), n'a pas eu de récidives.

Ajoutons à ces faits, observés par M. Tillot, le cas d'un malade

riode, c'est-à-dire lorsqu'il n'y a pas de noyaux indurés. Si les fissures sont très-profondes, les noyaux épais, il est à craindre que le malade ne retire aucun bénéfice de sa saison.

AFFECTIONS DU PHARYNX

Sous ce nom je comprends, non seulement les maladies du pharynx, mais aussi les affections chroniques de l'isthme du gosier. La pharyngite granuleuse et l'amygdalite éprouvent de bons effets à St-Christau; plusieurs fois j'y ai vu des malades, qui avaient fait vainement une saison aux Eaux Bonnes, venir prendre la pulvérisation à St-Christau et s'en féliciter (1). On peut se servir pour le pharynx d'un pulvérisateur muni d'un tamis métallique ou de la pa-

de Paris M. B. qui nous a dit avoir éprouvé, à la suite de la cure hydrominérale, une amélioration considérable d'un psoriasis lingual, qui l'a amené à Saint-Christau plusieurs fois dans ces dernières années.

Le parti avantageux, que l'on peut retirer de ce traitement, n'avait pas échappé à Bazin, qui, après l'avoir expérimenté sur des malades de sa clientèle et de son service hospitalier, reconnaît, dans ses *leçons sur les affections de nature arthritique et dartreuse* (2e édition p. 273), les services rendus par les pulvérisations d'eau de Saint-Christau. Nous ne croyons pas trop nous avancer, en disant que sa manière de voir sur ce point est actuellement partagée par plusieurs médecins de l'hôpital Saint-Louis. **P. B.**

(1) Cette remarque ne s'applique pas seulement à quelques malades, venus à Saint-Christau par hasard après avoir quitté les Eaux Bonnes. Un certain nombre des malades atteints de pharyngite ont été dirigés par des médecins de cette importante station, pour compléter la cure sulfureuse par les pulvérisations d'eau de Saint-Christau, dont ils avaient eu l'occasion de reconnaître les bons effets. P. B.

lette du Dr Lambron, mais il est nécessaire, pour que l'eau pulvérisée touche l'endroit affecté, que le malade tienne la langue abaissée avec une cuiller ou avec son doigt, la figure placée devant un miroir. C'est même au manque de cette précaution qu'il faut attribuer un grand nombre d'insuccès chez les personnes atteintes d'angine glanduleuse qui vont demander à la pulvérisation des eaux sulfurées la guérison de leur maladie. Dans la plupart des établissements, les douches sont administrées par une machine, et l'on se place devant l'ajutage où l'eau est pulvérisée. Qu'arrive-t-il le plus souvent ? Le malade se contente d'ouvrir la bouche ou s'il se sert de son doigt, il ne déprime pas assez sa langue et la douche va simplement laver le voile du palais ou toute autre partie de la bouche. Pour que la pulvérisation réussisse, il est indispensable que le malade tienne sa langue abaissée et que la douche soit, non pas lancée au hasard, mais dirigée par le médecin ou par quelqu'un qui sait où elle frappe. Dans l'angine glanduleuse et la pharyngite chronique, l'eau ferro-cuivreuse des Arceaux paraît agir à peu près de la même manière que les eaux sulfureuses dans les autres stations thermales, c'est-à-dire qu'elle détermine une diminution dans les symptômes : le *hem*, l'altération de la voix et la toux. En même temps on peut s'assurer, par l'examen direct, que le pharynx, l'épiglotte, les replis ary-épiglottiques subissent une modification très-sensible sous l'influence de la pulvérisation.

DU CATARRHE CHRONIQUE DES FOSSES NASALES ET DE L'OZÈNE.

La connaissance des lésions du coryza chronique n'est devenue réellement exacte pour les médecins que depuis l'invention du *spéculum nasal* par le Dr Duplay ; cet instrument a permis de mieux catégoriser les cas et de distinguer, d'une manière presque certaine, les circonstances dans lesquelles il y avait ou non ulcération. Jusque là, personne en effet a l'exception de quelques auteurs (Cazenave et Trousseau), ne mettait en doute l'existence d'un ulcère des fosses nasales, lorsqu'il y avait chez un malade du coryza chronique accompagné d'odeur fétide de l'haleine nasale. A Saint-Christau, où les malades sont examinés très-fréquemment au moyen de la lumière solaire dirigée à travers l'ouverture du spéculum nasal, j'ai pu me convaincre de la rareté des ulcérations, et je suis très disposé à attribuer la mauvaise odeur de la plupart des malades atteints de catarrhe nasal à la rétention des produits secretés. J'en tire la preuve, non seulement de l'examen direct de la pituitaire, mais des deux arguments suivants : le premier, c'est qu'un grand nombre de personnes qui ont le nez camard, sont affectées de punaisie et ne sont pas sujets plus que d'autres au catarrhe nasal ; or, aucune des personnes de cette catégorie examinées par moi ne présentait d'ulcération nasale, et je ne suppose pas qu'il en soit autrement chez les autres. En second lieu, j'ai vu souvent à Saint-Christau des personnes dont le nez exhalait une odeur très désagréable à leur arrivée, et chez lesquelles je constatai l'absence de toute ulcération; l'odeur de marécage disparaissait promptement, puis au bout de quelques jours se montrait de nouveau sans cause connue. J'examinais alors les fosses nasales, et j'étais presque sûr de rencontrer des bouchons de mucus plus ou moins concret, siégeant sur un cornet ou sur la cloison : je conseillais alors au malade de faire diriger le jet de la douche sur l'endroit incriminé, ou bien je donnais moi-même une douche qui détergeait la muqueuse, et l'odeur disparaissait entièrement après cette opération.

Partant de cette idée que, la plupart du temps, l'ozène était dû à des ulcères, les anciens médecins n'avaient pas craint, en cas d'insuccès des moyens astringents, de recourir à des cautérisations intranasales, avec le fer rouge; de nos jours encore, bon nombre de praticiens emploient les cathérétiques et portent un peu au hasard sur de prétendus ulcères des bourdonnets de charpie trempés dans une liqueur styptique ou promènent sur la muqueuse le crayon de nitrate d'argent.

La plupart des praticiens semblent plus préoccupés, dans l'ozène, du traitement local que du traitement général; cependant il est bien important dans l'espèce de savoir si l'on a affaire à un ozène syphilitique ou à un coryza scrofuleux ou arthritique. M. Bazin, professe que le coryza scrofuleux siège sur la partie antérieure de la pituitaire, qu'il est essentiellement caractérisé par un flux mucoso-purulent, qu'il s'accompagne d'un gonflement granuleux ou fongueux de la pituitaire et de gonflement du nez. Dans le coryza de nature arthritique pure, les lésions occupent plutôt la partie postérieure de la pituitaire ou du pharynx, s'accompagnent d'un enchifrènement habituel avec sécheresse des narines antérieures, écoulement de mucosités glaireuses, pituiteuses, albumineuses, par les ouvertures postérieures des fosses nasales qui rougissent, et enflamment les parois de l'arrière bouche, non sans avoir causé quelquefois des nausées et des vomiturítions.

Mettant à profit ces données très-justes, je conseille l'eau des Arceaux prise à jeun et en boisson aux repas, contre le catarrhe d'origine arthritique. S'il s'agit au contraire d'un coryza dartreux ou scrofuleux, c'est l'eau sulfureuse du Pêcheur que j'associe à la médication locale.

Le traitement topique de l'ozène le plus employé de nos jours et qui a été très fortement préconisé par Duplay et Constantin Paul (1), consiste dans les grandes douches données avec un irrigateur pourvu d'un

(1) Notre distingué maître, le docteur C. Paul, qui a particulièrement étudié la question des irrigations nasales, a employé avec avantage le sulfate de cuivre dans le coryza, accompagné d'ozène. Une particularité digne d'être remarquée, est que les meilleurs résultats, observés par cet éminent clinicien, ont été obtenus avec des solutions *extrêmement diluées*, par conséquent rappelant dans une certaine mesure, la composition des eaux de Saint-Christau. P. B.

embout qui obture exactement la narine. Le Dr Duplay insiste avec raison sur la direction horizontale à donner à la canule pour éviter la céphalalgie résultant de la percussion verticale de celle-ci sur la voûte du nez.

Duplay parle aussi de l'inhalation de liquides pulvérisés et il fait allusion au procédé de la pulvérisation qui nous est personnel, ainsi qu'on peut le reconnaître dans les lignes suivantes : « Quoiqu'il ne soit pas aussi facile que pour la gorge de faire pénétrer profondément dans les fosses nasales les liquides pulvérisés, on y parvient encore à l'aide de quelques appareils récemment imaginés, dans lesquels le liquide est pulvérisé à l'extrémité d'un tube que l'on introduit dans le nez à une profondeur variable (1).

Le traitement hydro-minéral de l'ozène consiste surtout, à Saint-Christau, dans les irrigations et la pulvérisation. Avant tout traitement, le malade est examiné au moyen du speculum nasi dans lequel on fait arriver la lumière solaire; on s'assure ainsi du degré des lésions (rougeur, hypertrophie ou ulcérations). Lorsque le soleil fait défaut, on a recours à une lumière artificielle qui sert à éclairer un réflecteur placé sur des lunettes; mais si la chose est possible, il faut préférer la clarté du soleil, qui a surtout l'avantage de ne pas changer, comme la lumière d'une lampe, la couleur des organes malades. Cet

(1) *Traité de pathologie externe.* T. III, p. 792.

examen est répété trois ou quatre fois pendant le cours du traitement et permet de s'assurer des progrès de l'inflammation en bien ou en mal. La douche nasale est donnée dans la chambre du malade ou prise dans le bain avec l'appareil ordinaire à douches, coiffé d'une canule en gomme ; cette opération dure de 5 à 10 minutes. Dans la journée a lieu la séance de pulvérisation pour laquelle j'ai imaginé un appareil spécial, sorte de pompe portative en cuivre, à jet continu, et pourvue d'un piston à crémaillère s'engrenant sur une demi-roue dentée (1). La pulvésarition proprement dite est obtenue par le brisement d'un jet de liquide presque capillaire, lancé avec une grande force contre la partie concave d'un ajutage métallique que le malade introduit dans la narine; cet ajutage que j'emploie le plus habituellement double, se compose de deux tubes coniques accouplés et se montant sur l'extrémité du tube de la pompe. Cette espèce de spéculum présente une articulation en caoutchouc qui permet d'éloigner ou de rapprocher les deux extrémités de l'instrument et par conséquent de l'adapter à toutes les narines, quel

(1) Indépendamment de cet appareil très commode à cause de la simplicité de son maniement et de son petit volume qui permettent de donner la pulvérisation dans un local quelconque et par conséquent à l'insu des autres malades, l'appareil central de la salle de pulvérisation pourra être utilisé avec avantage, ainsi que les pulvérisateurs à vapeur qui nous paraissent bien convenir dans les cas, surtout, où la maladie des fosses nasales est liée à une affection eczémateuse ou impétigineuse de l'entrée de ces cavités.

P. B.

PULVÉRISATEUR POUR LES FOSSES NASALES
du Dr Emile Tillot.

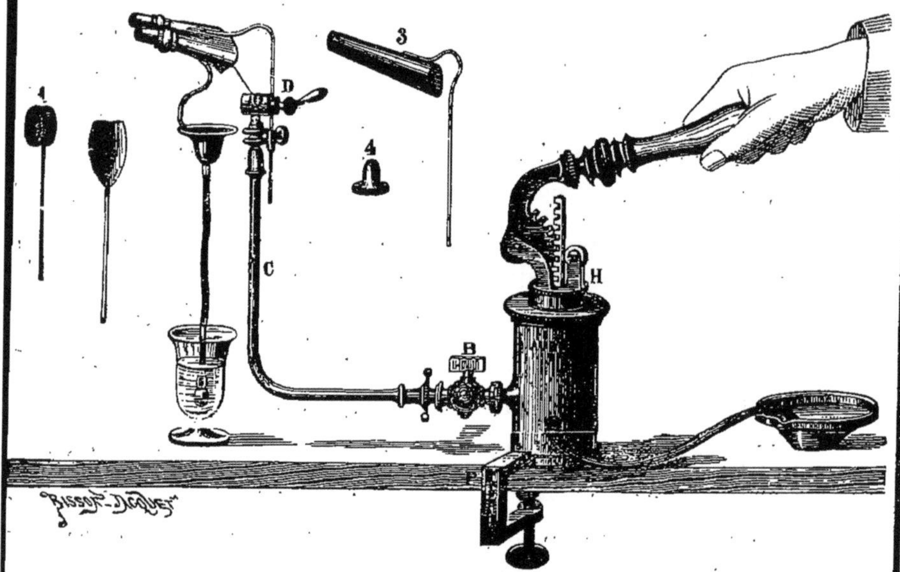

Cet instrument se compose d'un corps de pompe H (connu dans le commerce sous le nom de pulvérisateur à crémaillère, et d'un ajutage destiné à porter la pulvérisation jusque dans l'intérieur des fosses nasales (speculum nasal pulvérisateur).

L'instrument est représenté fonctionnant pour la pulvérisation, E figure l'ajutage double, destiné à être introduit dans les narines pour porter la pulvérisation jusque dans la profondeur des fosses nasales.

que soit leur écartement (1). Cet appareil, fabriqué par M. Aubry, fabricant d'instruments de chirurgie à Paris, a l'avantage de produire une poussière d'une grande ténuité, une vraie fumée dont la présence ne

(1) En substituant au robinet à rainure de Sales-Girons un mécanisme que nous décrirons plus loin, et qui, sans compliquer l'appareil, donne plusieurs jets au lieu d'un seul, nous avons pu apporter au spéculum pulvérisateur double de M. Tillot une légère modification qui a pour but, de doubler la quantité d'eau pulvérisée introduite dans les fosses nasales et de supprimer l'articulation de caoutchouc dont la propreté peut à tort ou à raison

détermine sur la pituitaire ou le pharynx qu'une sensation de fraîcheur. La douche du matin a détergé et préparé la muqueuse ; la pulvérisation la modifie et la guérit.

Lorsque le coryza chronique a déterminé l'hypertrophie de la cloison ou des cornets sans grande sécrétion, avec complication pharyngée, le traitement est souvent impuissant. C'est surtout le coryza caractérisé par une abondante sécrétion et un aspect velouté de la muqueuse rouge ou violacée, qui est le plus sûrement modifié à Saint-Christau ; un coup d'œil jeté sur le tableau statistique ci-dessous permet de se rendre compte de l'efficacité de l'eau de Saint-Christau dans le catarrhe nasal chronique :

Nombre total	Guérison	AMÉLIORATION notable	AMÉLIORATION simple	Etat stationnaire	Inconnu
82	6	51	13	3	9

Si le chiffre des guérisons n'est pas plus élevé, il faut l'attribuer à ce que le traitement indiqué ci-dessus n'a été appliqué que depuis peu d'années, et que je tiens à ne consigner ici que les guérisons dont je suis absolument certain (1).

inspirer de la défiance. Les tubes coniques qui constituent ce spéculum reçoivent chacun un jet spécial, présentent moins de longueur et seraient complètement indépendants s'ils n'étaient réunis postérieurement par une lame métallique très-flexible, qui leur laisse encore plus de mobilité que l'articulation de caoutchouc. *(Voir la figure, page* 67). P. B.

(1) Les excellents effets de l'eau de St-Christau dans cette affection ont amené l'auteur de cette notice à porter une attention

2me Groupe.

DES OPHTHALMIES CHRONIQUES

Le traitement hydrominéral des ophthalmies chroniques n'est pas nouveau ; il n'est pour ainsi-dire pas de station thermale qui n'ait sa source *des yeux* ; mais les eaux minérales n'ont été jusqu'a présent utilisées qu'en lotions ou en douches ordinaires, et

toute particulière sur le coryza chronique et sur son traitement par les pulvérisations et les douches d'eaux minérales. Il publia en 1875 un intéressant mémoire sur *la rhinite chronique et son traitement par la pulvérisation.* Ce travail fut suivi plus tard d'une étude plus générale, complémentaire de la première, intitulée : *Du catarrhe nasal chronique et de l'ozène, de leur traitement par les douches combinées avec la pulvérisation.* Enfin, tout derniérement (18 février 1884) M. Tillot a lu à la Société d'Hydrologie une nouvelle et importante communication sur *le coryza chronique envisagé au point de vue thermal.*

Ne pouvant nous étendre suffisamment sur ces trois intéressantes études nous renonçons à en donner une analyse sommaire qui ne ferait que répéter les assertions résumées dans cette notice, par l'auteur lui-même ; nous nous bornons donc à extraire des deux premières études quelques observations qui nous paraissent particulièrement intéressantes.

RHINITE CHRONIQUE *(loc. cit.)*

Obs. VI. — Rhinite chronique, Ozène, Amélioration notable. Mlle X... de Paris, 17 ans, constitution médiocre, tempérament lymphatique.

Antécédents : Ni gourme, ni adénite dans l'enfance.

Début. — A l'âge de 4 ou 5 ans, tous les hivers, le nez rougit et grossit. Le côté droit n'est affecté que depuis un an. L'affection est caractérisée par un écoulement mucoso-purulent très abondant, l'apparition fréquente de croûtes et une certaine fétidité de l'haleine nasale ; jamais d'épistaxis ; l'odeur désagréable du nez n'est pas continuelle. Plusieurs saisons dans les eaux minérales, notamment à Luchon, ont produit de l'amélioration.

ce que je revendique pour Saint-Christau, c'est l'action spéciale de l'eau avec sa minéralisation propre, aidée du procédé particulier de la pulvérisation.

Jusqu'alors il n'a été rien publié, ayant un caractère scientifique sur le traitement thermal des ophthalmies. Aussi, me trouvant à Saint-Christau en présence d'une eau dont les principes ne sont pas

Etat actuel. — Pâleur, peu d'embonpoint, narines évasées , l'affection est surtout prononcée du côté gauche et principalement sur la cloison, rougeur violacée, la muqueuse est grisâtre, elle parait comme macérée dans quelques points, un peu mamelonnée dans le fond, croûtes épaisses dans plusieurs endroits nulle part d'ulcération ; á gauche, dans le fond, une bride muqueuse unit le cornet moyen à la cloisoin ; congestion du plancher des fosses nasales.

Traitement. — Mlle X... resta à St-Christau une trentaine de jours, but de l'eau sulfureuse du Pêcheur, se soumit pendant trente jours a la pulvérisation et prit chaque jour des douches nasales pendant son bain, de dix minutes chaque fois.

Résultat. — Sous l'influence du traitement thermal, amélioration notable. L'écoulement nasal a beaucoup diminué, la rougeur est bien moins prononcée, l'état mamelonné n'existe plus, l'odeur a disparu. Dans cette observation comme dans toutes celles que je rapporte et qui s'accompagnent d'ozène, il n'y a pas, ou à peine, d'ulcération, et cependant on y retrouve dans toutes les signes classiques de l'ozène, à savoir l'écoulement mucoso-nasal plus ou moins intense et une odeur sui generis.

J'ai eu l'occasion, six mois après la saison, de revoir cette jeune malade, et j'ai pu m'assurer que l'amélioration avait persisté ; il n'y avait plus de fétidité, l'écoulement mucoso-purulent existait à peine, et la muqueuse toujours un peu épaissie n'était plus du tout violacée.

Obs. IX. — Rhinite chronique avec ozène. Guérison. Mlle X... 16 ans, constitution moyenne, tempérament lymphatique.

Antécédents de famille. — Mère affectée d'acné rosacea.

susceptibles d'évaporation ni d'altération rapide, d'une source renfermant plusieurs des principes habituellement employés dans les collyres, de la matière organique, du sulfate de cuivre, de fer, et un peu d'iode, j'ai cru pouvoir utiliser cette eau avec avantage contre les ophthalmies chroniques. L'expérience m'a démontré que j'avais eu raison dans mes prévisions.

Début. — Il y a deux ans, à la suite d'une fièvre typhoide, l'affection est caractérisée par un écoulement très abondant et une odeur des plus marquées.

Etat actuel. — La muqueuse des deux côtés est rouge, tuméfiée, humide, les narines obstruées par des croûtes ; odeur fétide, de *marécage*, de temps à autre epistaxis, souvent rougeur de la peau du nez.

Mlle X... vint trois années de suite à St-Christau ; pendant l'hiver qui suivit la première saison, le résultat obtenu fut des plus encourageants : à la troisième saison, la malade était guérie et ne venait que par reconnaissance ; l'écoulement catarrhal, la mauvaise odeur avaient entièrement disparu ; il ne restait de l'affection ancienne qu'une tendance du bout du nez à devenir rouge ; le spéculum nasi permettait de constater à gauche une légère rougeur de la muqueuse qui était un peu turgescente ; à son départ, tous ces phénomènes avaient disparu.

Traitement. — Pendaut chaque saison thermale, cette jeune personne prit vingt bains, but de l'eau sulfureuse du Pêcheur, fit des injections dans les fosses nasales et subit la pulvérisation. Cette malade qui m'avait été adressée par le Docteur Daran, a éprouvé du traitement hydrothermal le résultat le plus satisfaisant, puisque je pouvais la considérer comme guérie lors de son départ, d'ailleurs, j'ai su que la guérison s'était maintenue depuis deux ans, époque à laquelle elle vint pour la dernière fois à St-Christau.

CATARRHE NASAL CHRONIQUE (*loc. cit.*)

Obs. I. — Catarrhe nasal avec ozène. Guérison.

J'ai eu accasion de revoir une malade que j'avais traitée à St-

Dans les ophthalmies chroniques, l'eau de la source ferro-cuivreuse des Arceaux est employée sous forme de lotions, de fomentations et surtout de pulvérisation. Je parlerai plus loin du procédé en usage pour les injections dans les voies lacrymales.

L'instrument qui me sert pour la pulvérisation, est lepulvérisateur Lüer, modifié de façon à en faire un instrument des plus faciles ét des moins fati-

Christau et qui figure dans mon mémoire sur la rhinite chronique, à l'observation IX.

Je disais en terminant son histoire médicale :

« Cette malade a éprouvé du traitement hydrothermal le résultat le plus satisfaisant, puisque je pouvais la considérer comme guérie lors de son départ ; d'ailleurs j'ai su que la guérison s'était maintenue depuis deux ans, époque à laquelle elle vint pour la deuxième fois à St-Christau. »

Cette jeune personne est revenue en 1877. Depuis 1873, elle n'avait eu aucune trace d'ozène ni de catarrhe nasal.

Pendant l'hiver de 1876, le nez devint rouge, présenta quelques pustules d'acné et il se déclara un écoulement catarrhal. Au mois de juillet 1877, cette jeune fille revint à St-Christau, et je pus me convaincre par l'examen direct que l'affection primitive n'existait plus, et qu'il s'agissait d'un coryza auquel elle n'eût peut-être pas fait attention sans la crainte de retour de l'ozène ; voici en effet ce que je constatai à droite, coloration rouge sombre de la muqueuse sans gonflement, cette rougeur est plus marquée à la partie postérieure des fosses nasales ; rien à gauche ; sur la cloison, une croûte épaisse et verdâtre, mais absence complète de mauvaise odeur.

Obs. IV.— Catarrhe nasal chronique avec ozène. — Traitement: Trois saisons à Saint-Christau. Résultat. Guérison.

Il s'agit ici d'une jeune malade de Paris, dont l'histoire est rapportée à l'observation VI. (loc. cit.)

Voici dans quel état était cette jeune malade au moment où elle vint pour la première fois : « L'affection est caractérisée par un écoulement muco-purulent, l'apparition fréquente de croûtes et

gants à manœuvrer. Cet appareil se compose d'un corps de pompe horizontal fixé à une table. Un robinet à double effet aspire le liquide contenu dans une bouteille, le renvoie dans le tube A (voir la figure). En B se trouve un robinet à rainure (système Sales-Girons) (1), par lequel s'échappe un jet liquide animé d'un degré de force suffisant pour se briser contre la voûte du tambour C, où se produit la pulvérisation.

une certaine fétidité de l'haleine nasale, rougeur violacée de la cloison, la muqueuse des cornets est grisâtre, paraît comme macérée, nulle part d'ulcération. »

Cette jeune malade avait tant le désir de guérir qu'elle vint trois saisons à Saint-Christau. Après avoir constaté, au moment où elle fit sa dernière saison, que les fosses nasales étaient tout-à-fait nettes, j'ai appris que le bien avait continué et je l'ai vue, il y a quinze jours à peine. Je n'ai pas examiné les fosses nasales, mais je tiens de la jeune personne et de sa famille que, depuis dix-huit mois, l'odeur et le catarrhe nasal ont tout-à-fait disparu.

. . . .

(1) Parmi les conditions essentielles à la prodnction de la *véritable pulvérisation*, la finesse du jet, la plus simple en apparence n'est pas la plus facile à réaliser. D'une part, les orifices capillaires, à diamètre fixe sont obstrués à chaque instant par les dépôts de la matière organique en suspension dans les eaux minérales, d'autre part le robinet de Sales-Girons et les différents orifices dont on peut à volonté modifier l'ouverture, se débouchent très facilement, mais ils donnent au jet une *direction variable* qui change à chaque instant, suivant que la pression augmente ou diminue, ou que l'on modifie la grosseur du jet. Or, l'angle d'incidence de ce dernier, et le point précis sur lequel il se réfléchit ne sont pas chose indifférente. Aussi, dans la plupart des établissement thermaux se contente-t-on d'un simple bouton percé d'un trou, qui, malgré son diamètre généralement trop considérable, nécessite à chaque instant l'intervention de la personne qui préside à la pulvérisation. On évite de cette façon les tatonnements continuels et délicats, auxquels il faut procéder pour régler et

APPAREIL (pulvérisateur oculaire)
DESTINÉ A FAIRE DES INJECTIONS GRADUÉES DANS LES VOIES LACRYMALES.

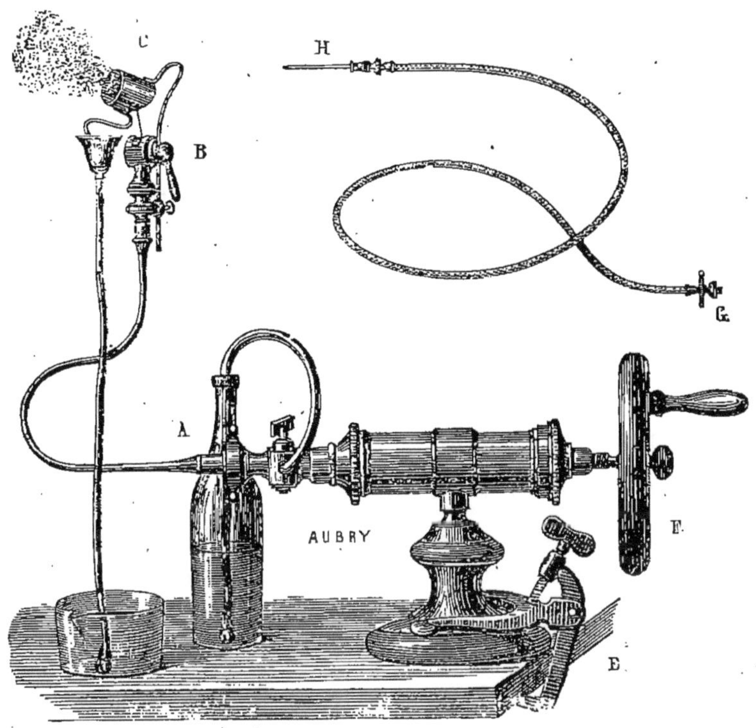

Le manuel opératoire est des plus simples : le malade est placé devant un récipient métallique pourvu d'une encoche circulaire; il s'entoure

rectifier *le pointage* du jet; mais aussi il résulte de cette manière de faire une pulvérisation, trop grossière pour la plupart des cas, et absolument défectueuse pour quelques autres, en particulier lorsqu'il s'agit d'affections oculaires.

Nous avons donc cherché, pour remédier à ces inconvénients, à réunir sur un même appareil les avantages inhérents à chacun des deux systèmes, c'est à dire la direction constante du jet avec le calibre variable, et le nettoyage spontané.

La partie centrale de ce petit instrument est un tronc de cône très allongé, dont la base, vissée sur l'extrémité du tube, de dis-

le col d'une étoffe imperméable dont les plis descendent dans le récipient; le patient ouvre son œil le plus largement possible, ou c'est le médecin qui tient abaissée la paupière inférieure.

La pulvérisation a pour effet de provoquer d'abord une assez vive irritation dans l'œil; la conjonctive s'injecte, le malade accuse du picotement, du prurit, de la chaleur, de la cuisson, il s'établit du larmoiement, mais tous ces phénomènes ne durent que quelques minutes après l'opération. D'une façon générale la pulvérisation est bien supportée; il n'y a que les granuleux chez lesquels on est souvent obligé de suspendre les séances et de ne les reprendre qu'après un ou plusieurs jours. En tout cas, les premières séances doivent être très courtes, d'une à trois minutes, et jamais la durée de la pulvérisation ne doit excéder trois à dix minutes par œil.

La pulvérisation possède une action *sui generis* qui participe de la douche et de la friction, mais de la manière dont il est appliqué à St-Christau, ce pro-

tribution est percée d'un trou central, qui vient s'ouvrir sur le côté de la surface du cône. Autour de ce dernier, que l'on peut comparer à la clef d'un robinet, tourne une couronne, ou barrillet en dedans de laquelle sont tracées des gouttières rectilignes, parallèles aux génératrices du cône. Leur partie terminale, dont la finesse est illimitée, est plus ou moins profonde, suivant le numéro qu'elles portent.

Lorsqu'une de ces gouttières est mise en regard de l'orifice latéral du cône, l'eau ne trouve pas seulement en elles un orifice d'échappement, mais un canal rectiligne, qui lui donne une direction invariable.

cédé ne ressemble nullement à la douche oculaire ordinaire; c'est de la poussière; ou, pour mieux dire,

La partie supérieure de la masse centrale présente une ou plusieurs échancrures obliques, qu'un léger mouvement de rotation de la couronne, peut mettre en rapport avec toute l'étendue du trajet fin de la gouttière qui viendrait à s'engorger. Le canal se trouvant alors découvert sur tout son parcours par l'absence mo-

SPÉCULUM PULVÉRISATEUR DES FOSSES NASALES MODIFIÉ
ET ROBINET PULVÉRISATEUR A GOUTTIÈRES RECTILIGNES.

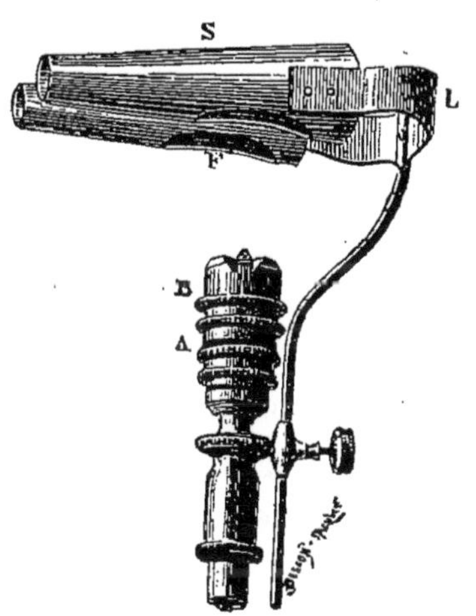

Fig. 1.

S. Spéculum à double corps. — *L*. Lame flexible. — *F*. Fenêtre donnant accès au jet. — *A*. Robinet à double jet.

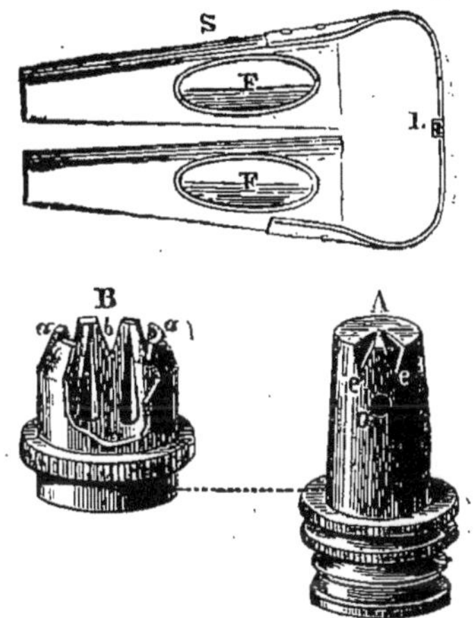

Fig. 2.

A. Partie centrale fixe. — *O*. Orifice latéral. — *e e*. Echancrure que l'on peut faire correspondre avec la face interne de la gouttière.

B. Barillet brisé de façon à laisser voir les gouttières *b*. — *a*. dents correspondant aux gouttières.

mentanée de sa paroi interne laisse une libre issue à l'obstacle qui se trouve expulsé par la violence du jet.

Au lieu d'un jet unique, on peut en obtenir un bien plus grand nombre. C'est ainsi que pour produire les deux jets, dont nous avons parlé à propos du spéculum pulvérisateur double des fosses nasales, il suffit de disposer la gouttière en Y.

P. B.

de la vapeur d'eau, mais de la vapeur froide(1), c'est-à-dire conservant à l'eau minérale la totalité de ses principes constituants. La force qui projète sur l'œil malade le brouillard médicamenteux, la *rosée minérale*, n'exerce par elle-même aucune action : la poussière obtenue à l'aide du pulvérisateur est tellement subtile que, s'il fait un peu de vent, on est obligé de fermer les fenêtres, car le moindre courant d'air entraîne cette espèce de fumée *hors de la direction voulue*. Il n'y a pas là d'effet mécanique produit, et le travail congestif ne dépasse pas la surface extérieure de l'œil. Je me suis assuré, par des examens répétés pratiqués avant et après la séance de pulvérisation, que le fond de l'œil examiné à l'ophthalmoscope n'était pas plus injecté et que la papille ne se colorait pas davantage.

Comment donc opère la pulvérisation, s'il n'y faut pas voir une action mécanique? D'après nous, elle faciliterait l'absorption et agirait sur les nerfs de la conjonctive et de la cornée. L'absorption à la surface

(1) Nous répéterons encore ici ce que nous avons déjà dit au sujet de la pulvérisation par la vapeur, à propos du traitement du lupus. (V. la note p. 39.)

Ce procédé, plus applicable à Saint-Christau que partout ailleurs, semble parfaitement approprié au traitement de certaines affections des yeux. La finesse et la température de cette pulvérisation la font parfaitement tolérer par ces organes qui peuvent même la supporter sous forme de *douche percutante*. Nous nous garderions bien cependant de la substituer d'une manière générale à la pulvérisation froide ou mécanique, dont les excellents résultats sont sanctionnés par une longue expérience, mais nous la considérons comme une ressource précieuse dans certains cas déterminés. P. B.

de l'œil est un phénomène vulgaire; la pulvérisation ajoute encore à la puissance absorbante de cet organe. Les expériences du docteur Réveil, à l'aide de l'hydrofère, qui n'est autre chose qu'un appareil destiné à pulvériser un liquide quelconque sur toute la surface du corps, ont prouvé que la pulvérisation augmentait d'une façon notable le phénomène de l'absorption cutanée.

Quoiqu'il en soit, l'eau des Arceaux en pulvérisations exerce sur les yeux une action physiologique très-évidente manifestée par la rougeur, l'hypersécrétion lacrymale, le prurit, quelquefois même par de la douleur.

Applications thérapeutiques.

L'eau de Saint-Christau est très efficace dans la blépharite, la kératite chronique simple ou panniforme, l'albugo et enfin dans la dacryocystite.

Dans la blépharite ou la kératite, c'est le traitement par les lotions et la pulvérisation qui réussit le mieux. Un mot sur chacune de ces maladies :

DE LA BLÉPHARITE

La blépharite muqueuse conjectivale ou ciliaire est la maladie oculaire la plus commune à Saint-Christau; c'est aussi celle contre laquelle l'eau des Arceaux est le plus utile. Que cette blépharite soit arthritique, herpétique ou scrofuleuse, qu'elle se complique d'eczéma, de psoriasis, elle se trouve également bien du traitement thermal.

S'il y a des croûtes sur les cils, on recommande au malade d'enduire le soir la base des poils avec de la glycérine ou du cold-cream, et le lendemain, la paupière débarrassée de ses croûtes est bien plus apte à subir les effets de la pulvérisation. J'ai recueilli, à Saint-Christau, jusqu'en 1877, 140 observations de blépharites simples, c'est-à-dire muqueuses et ciliaires, sur lesquelles il y a eu 10 guérisons constatées immédiatement après la saison, 15 améliorations notables, 20 améliorations simples; le résultat est resté inconnu dans 22 cas. J'ai eu l'occasion de revoir bon nombre de personnes traitées par moi, ou d'avoir de leurs nouvelles, et chez la plupart j'ai pu constater la guérison ou j'ai appris qu'elle s'était manifestée plus ou moins longtemps après la saison thermale.

De la blépharite granuleuse. — Tout le monde connaît la tenacité de cette horrible maladie, qui, non seulement est une cause de souffrance permanente, mais encore entraîne la plupart du temps une diminution de la vue par suite de la production d'un pannus ou d'opacités sur la cornée. Presque tous les granuleux étant scrofuleux, il est opportun d'associer le traitement local, c'est-à-dire les lotions et la pulvérisation au traitement général, l'eau des Arceaux bue aux repas et l'eau sulfureuse du Pêcheur prise à jeun. Si les granulations occupent la paupière supérieure, on renverse au préalable cette paupière et on la maintient ou on la fait maintenir ainsi par un aide, de façon à ce que l'eau pulvérisée soit en contact avec la face muqueuse de l'organe protecteur de l'œil.

La pulvérisation appliquée aux granuleux exige de grandes précautions, surtout lorsque les malades ont en même temps de la kératite panniforme. La facilité avec laquelle cette ophthalmie passe à l'état aigu ou subaigu, oblige à ne faire au début que des séances très courtes et surtout à suspendre l'opération pendant un ou deux jours, suivant l'intensité des phénomènes réactionnels.

L'eau de St-Christau paraît produire de bons effets dans la blépharite granuleuse, mais je n'ai eu l'occasion de traiter qu'un très petit nombre de personnes atteintes de cette affection.

J'ai remarqué que les granulations diminuaient de volume après le traitement; mais je n'ai pas revu un assez grand nombre de malades ayant subi la pulvérisation pour pouvoir affirmer l'efficacité complète de l'eau de St-Christau contre les granulations des paupières.

J'ai recueilli jusqu'en 1877, 28 cas de blépharite granuleuse sur lesquels il y a eu 19 améliorations notables, 4 améliorations simples, 1 état stationnaire, 3 exacerbations, 1 résultat inconnu.

DE LA KÉRATITE

La Kératite chronique se trouve généralement bien du traitement thermal. Sous son influence, on voit les vaisseaux anormaux diminuer de volume, la rougeur de l'œil pâlir, la photophobie disparaître et la portée de la vision s'étendre. Il faut dans la Kératite panniforme employer de grands ménagements et s'arrêter complètement dès que surviennent les phénomènes inflammatoires. Il peut être utile de combattre ces derniers par les antiphlogistiques, sangsues, calomel, frictions belladonées, atropine en instillations. Quand les deux yeux sont affectés, on ne soumet à la pulvérisation qu'un seul œil à la fois pendant 8 jours; c'est une pratique qui réussit assez bien et permet de mieux éviter les complications phlegmasiques. Quelquefois les phénomènes inflammatoires se développent après la saison, et de peur que les malades effrayés ne compromettent les résultats de la cure par des médications intempestives, il est bon de les prévenir de la possibilité d'une inflammation post-thermale, en indiquant d'avance les moyens de la combattre.

Sur un total de 47 malades atteints de Kératite observés et suivis avec soin, j'ai obtenu les résultats suivants ; 34 améliorations notables, 8 améliorations simples, 3 états stationnaires, 1 exacerbation; dans un seul cas, le résultat a été inconnu (1).

Nous arrivons maintenant à une affection qui est bien souvent comme la Kératite, la conséquence de la granulie palpébrale.

---

(1) Nous extrayons d'un mémoire de M. Tillot mentionné plus loin, (P. 82) sept observations inédites de Kératite et d'Albugo d'un intérêt remarquable si l'oncompare l'importance des résultats obtenus aux faibles moyens d'action, dont dispose contre ces affections la thérapeutique oculaire. Il est regrettable que le brusque départ de M. Tillot ait empêché la publication de cet important

DE L'ALBUGO

L'albugo est, pour ainsi dire, incurable et ne se guérit guère par les moyens habituels que si l'opacité est très récente et le sujet très jeune. Le traitement thermal, et surtout l'eau *des Ar-*

mémoire, dont les observations relatives à des malades traités par des méthodes plus récentes et plus perfectionnées que celles dont il est fait mention, dans les précédentes publications, établissent, de la façon la plus démonstrative quelle doit être la principale spécialisation des eaux de Saint-Christau. P. B.

Observation XIV.

Albugo unilatéral.

Traitement : Vingt-sept séances de pulvérisation.

Résultat : Amélioration considérable.

M. le Docteur G..., médecin espagnol, Constitution moyenne, tempérament lymphatique. — Ce malade âgé de 35 ans, a eu dans son enfance des ophthalmies répetées qui lui ont laissé une grande faiblesse de l'œil droit.

Etat actuel, 15 juin 1876.— Œil Droit : Néphélion très léger, mais central comme une tâche cendrée, occupant la couche la plus superficielle de la cornée. Dilatée par l'atropine, la pupille parait un peu ovale, la vue est tres mauvaise, M. G . . . ne distingue que très confusément ma figure, ne peut lire que l'E au No 15 de l'optomètre du Docteur Badal ; un peu d'astigmatisme. A l'éclairage oblique, on ne voit pas de vaisseaux sur le nephélion ; rien sur le cristallin. A l'image droite les vaisseaux se voient très bien, marchant en sens inverse des mouvements de l'observateur ; la papille est très petite, jaunâtre ; ses bords sont mal délimités et présentent comme une zône atrophique circonférentielle très bien dessinée en dedans ; avec le verre — 9, M. G... lit l'écriture ordinaire, mais il lui faut le — 3 pour voir au loin, sanslunettes, il ne lit que le No XX de l'échelle Giraud Teulon.

Traitement : 27 séances de pulvérisation, Lotions avec l'eau des Arceaux.

Résultat : Amélioration notable, le néphélion est à peine visible

veaux pulvérisée, agit très efficacement contre cette affection. J'ai toujours vu s'améliorer l'albugo, depuis le simple néphélion jusqu'à l'opacité occupant presque toute la totalité de la cornée, mais ne s'étendant pas à toute son épaisseur ; car le traitement

---

et M. G... peut lire sans verres, mais de très près, le No II de l'échelle Giraud Teulon.

OBSERVATION XV.

Albugo. Blépharite granuleuse. Kératite panniforme.

Traitement : 75 séances de pulvérisation en deux années différentes.

Résultats : Amélioration considérable.

Mme Mousson d'un village voisin de Saint-Christau, âgée de 37 ans; constitution médiocre, tempérament lymphatique.

Début de l'affection : Il y a quatre ans, par l'œil droit, dont la vue a diminué peu à peu ; en un an, elle était presque perdue ; depuis six mois surtout, Mme M... peut à peine se conduire. Cette malade a quatre enfants, dont deux sont atteints, comme elle, d'ophthalmie scrofuleuse.

Etat actuel: Juillet 1869. — Les deux yeux sont affectés au même degré, rétrécissement des ouvertures palpébrales ; photophobie intense, la cornée est dépolie, laissant apercevoir des deux côtés la pupille à travers une espèce de brouillard ; vaisseaux nombreux, allant de la conjonctive à la cornée ; granulations très grosses à la face interne des paupières ; la malade ne peut lire l'heure à ma montre à aucune distance.

Traitement : 28 séances de pulvérisation.

Résultats : Au bout de la première saison, l'amélioration était très remarquable, car les cornées s'étaient un peu éclaircies et la malade voyait l'heure à ma montre à 16 centimètres.

En 1870, Mme M... revint à Saint-Christau ; elle a conservé une partie des bénéfices de la première saison ; cette année elle n'a besoin de personne pour la conduire, cependant la vue n'est pas encore bien bonne, car la malade ne peut distinguer l'heure à ma montre, elle voit très difficilement le No XIX.

Traitement : 45 séances de pulvérisation pendant près de 2 mois.

Résultats : Amélioration des plus notables. L'albugo s'est éclair-

est impuissant si la cornée est remplacée par un tissu cicatriciel, si en un mot il y a un véritable leucoma. Le Dr Créquy, médecin de la Compagnie parisienne du Gaz, résidant à Paris, a aussi expérimenté l'eau de St-Christau *transportée* contre

ci ; la malade peut coudre, elle lit le No IX, les paupières sont bien moins rouges.

Bien que le résultat obtenu ne soit pas la guérison, il me suffira de résumer en quelques mots l'observation ci-dessus pour donner une idée de son importance. Une femme jeune encore est atteinte d'ophthalmie chronique datant de 4 ans, dont le point de départ est une blépharite granuleuse ; les cornées sont troubles, sillonnées de vaisseaux nombreux, elle redoute la lumière, sa vue est presque perdue car elle ne peut se conduire seule. Après avoir fait deux saisons de pulvérisation, cette femme arrive non seulement à se passer d'un guide. mais à coudre et à lire le No IX.

Passer de la cécité presque absolue à un tel degré d'amélioration me paraît être un résultat qui équivaut presque à une guérison.

Observation XVI.

Albugo. Eczéma circonscrit.

Traitement : 53 séances de pulvérisation, en deux années différentes.

Résultat : Amélioration notable.

Mlle Sangely, des environs de Toulouse, âgée de 19 ans. Constitution forte, tempérament lymphatique.

En 1876, cette jeune fille vint à Saint-Christau pour se faire guérir d'un eczéma au sein, elle était affectée d'une taie sur la cornée, datant de l'enfance et ayant succédé à des ophthalmies ; son œil droit présentant une paupière inférieure épaissie, fortement injectée ; la pupille était un peu irrégulière ; sur la cornée et empiétant sur la région pupillaire, se montrait un néphélion ayant la forme d'un V à pointe supérieure laissant voir l'iris par transparence. De cet œil, Mlle S... ne distinguait le No II de l'échelle Giraud Teulon qu'à 0m,10. La malade est myope et laisse voir à l'ophthalmoscope un staphylome postérieur, à droite ; il n'en existe pas à gauche, cependant Mlle S... est également myope

quelques albugos, et il m'a fait constater des améliorations très-marquées chez des malades traités par lui à l'aide du procédé de la pulvérisation.

Il faut distinguer dans l'albugo, au point de vue du traitement, deux variétés : certains albugos sont

---

de cette œil et le No 11 améliore beaucoup sa vue. Quand la malade quitta Saint-Christau en 1876, après une série de 28 pulvérisations, l'albugo avait diminué d'épaisseur. Mlle S . . . lisait le No II à 0m,14, et le No VII 1|2 à 0m,34.

Elle revint en 1877 ; l'albugo ne s'apercevait plus qu'à l'éclairage oblique ; elle lisait le nº V à 0,m20.

Traitement : 25 séances de pulvérisation.

Résultats : Amélioration notable, le néphélion est presque effacé.

Mlle S... lit le nº V à 0m,23 et le nº IV à 0m,19. Il faut pour voir le néphélion une loupe et l'éclairage oblique.

Chez cette jeune fille, il s'agit d'un albugo peu épais, mais très ancien, et qui, en deux saisons séparées par un an d'intervalle, a disparu pour ainsi dire, puisqu'on ne peut plus l'apercevoir qu'avec une loupe et à l'aide de l'éclairage oblique.

Observation XIX.

Albugo. Kératite vasculaire.

Traitement : 22 séances de pulvérisation, en deux années différentes.

Résultats : Guérison presque complète.

M. le Docteur M... exerçant dans une grande ville du Midi est âgé de 42 ans, il y a trois ans, Kératite phlycténulaire en même temps qu'un zona du front ; la Kératite a guéri mais en laissant après elle une tache sur la cornée.

Etat actuel : Août 1868. — Sur la cornée de l'œil droit, tache très peu épaisse, de couleur gris cendré, laissant apercevoir par transparence la partie de la cornée sous jacente. et ayant à peu près le diamètre d'une grosse tête d'épingle ; sur le côté interne de l'œil, on voit un vaisseau, assez volumineux qui se bifurque un peu avant d'arriver au néphélion ; une de ces bifurcations gagne la partie inférieure de la cornée, l'autre se divise sur la tache en

accompagnés de Kératite ou du moins de traces de Kératite, c'est-à-dire présentent des vaisseaux anormaux ; dans d'autres cas, l'albugo est comme le stigmate d'une Kératite ancienne, sans vascularisation anormale. C'est dans la première variété que l'eau

---

deux ramuscules ; pas de photophobie, mais un peu de sensibilité à la lumière solaire ; la vision est légèrement troublée en ce sens, qu'il semble à M. M... qu'elle s'exerce à travers un brouillard.

M. M... se soumit pendant dix jours à la pulvérisation et il m'écrivit au bout de quelques semaines qu'il était très satisfait du résultat obtenu en 1868.

Le Docteur M... revint faire une nouvelle saison à Saint-Christau, en 1869 ; le néphélion n'était visible qu'à l'éclairage oblique. à l'aide d'un fort grossissement, on aperçoit un petit vaisseau qui se divise en trois sur la tache ; la vue est un peu gênée. .

Traitement : 12 séances de pulvérisation.

Résultat : Guérison presque complète ; le néphélion n'est plus visible qu'à la loupe ; les petits vaisseaux persistent, mais la sensation de brouillard a disparu.

J'ai eu l'occassion de revoir le Docteur M..., en 1876, à Paris, dans une soirée, ce qui explique pourquoi je ne parle pas d'examen, il me dit que sa vue était à peu près revenue à l'état normal et qu'il avait besoin de s'observer pour s'apercevoir qu'il existait encore un très léger obstacle à la vision.

Observation XXV.

Albugo, Lichen agrius.

Traitement : 43 séances de pulvérisation, en deux années différentes.

Résultat : Amélioration notable.

Mlle X... âgée de 4 ans ; Constitution moyenne, tempérament lymphatique.

Cette enfant est venue, en 1876, à Saint-Christau, pour un lichen agrius et un Albugo consécutif à une Kératite phlycténulaire.

Etat actuel : 23 juin 1877. — Clignotement de moyenne intensité. L'enfant, lorsqu'elle regarde fixement du côté de l'œil malade

de St-Christau se montre le plus active et que les résultats les plus complets ont été obtenus. Le succès dépend beaucoup du degré d'épaisseur de l'albugo, de sa situation, de son étendue.

---

incline un peu la tête ; sur l'œil droit néphélion très léger, espèce de fumée bleuâtre au travers de laquelle on aperçoit très nettement la cornée, la partie le plus opaque est celle qui se trouve sur la pupille, dans la partie sous pupillaire, l'Albugo a la forme d'une trainée cendrée. Mlle X... distingue les aiguilles de ma montre et une plume de fer à 30 centimètres.

Traitement, en 1877 : 23 séances de pulvérisation. Eau du Pêcheur en boisson.

Résultat : Améliorationnotable. L'albugo a diminué d'épaisseur ; on dirait de petits nuages légers qui vont se séparer les uns des autres.

Chez cette enfant, l'albugo a été traité deux années successivement, c'est à dire, elle a pris en tout une quarantaine de pulvérisations ; si elle avait été plus docile, surtout en 1876, je ne doute pas que l'albugo n'eût entièrement disparu.

(Mlle X... revint à Saint-Christau en 1883. — Traitement 15 séances de pulvérisation. Nous ne pouvons nous prononcer encore sur les résultats définitifs de ce court traitement qui fût très bien supporté et parut agir favorablement, mais nous avons pu constater les heureux résultats des effets consécutifs des cures précédentes. Le néphélion maintenant divisé en deux parties bien distinctes est si transparent qu'il ne peut être facilement constaté que par l'éclairage oblique. L'œil droit lit des caractéres correspondant au nº XV de l'échelle Giraud Teulon. La vision binoculaire entraîne un peu de fatigue et de larmoiement, mais s'exerce d'ailleurs normalement. Pas de clignement apparent. — P. B.)

Observation XXX.

Albugo. Kératite panniforme. Blépharite ciliaire.

Traitement : 31 séances de pulvérisation.

Résultat : Amélioration notable.

Mlle C... d'Oloron, couturière, âgée de 25 ans. Constitution moyenne, tempérament lymphatique.

Pas de maux des yeux dans l'enfance, mais adénite et

Pour éviter toute cause d'erreur et savoir exactement à quoi s'en tenir sur la valeur des résultats dans les ophthalmies chroniques, il est bon d'essayer la portée visuelle de chaque malade au moment de com-

---

gourme. La malade est sujette aux engelures tous les hivers.

Début de l'affection. Il y a six mois, sans cause connue, *montée de sang* à l'œil droit, puis l'œil gauche s'est pris (écoulement purulent abondant), la malade est restée trois mois aveugle.

Etat actuel, 15 juin 1874 ; quelques croûtes entre les cils aux paupières ; l'œil gauche est le plus malade ; cornée envahie presque entièrement par un tissu cicatriciel d'un blanc laiteux, opaque ne laissant pas voir la pupille par transparence, vision presque abolie, la malade distingue seulement mes doigts. Œil droit : Cornée trouble, mais laissant apercevoir la pupille par transparence ; nombreux vaisseaux assez fins, visibles seulement à la loupe, parcourant la cornée en différentes sens.

Mlle C... épelle les lettres du n° XXX. (échelle Giraud-Teulon.)

Traitement : Le traitement porta seulement sur l'œil droit et dura 19 jours ; pendant ce temps la malade prit la pulvérisation et fit des lotions sur les deux yeux.

Résultat : Amélioration notable. La malade épelle les lettres du n° XX ; la paupière supérieure n'est presque plus rouge. Mlle C. peut enfiler une aiguille et coudre.

L'année suivante (1875) elle revient à Saint-Christau et présente l'état suivant à l'œil gauche.

12 septembre 1875. — Albugo très épais, espèce de leucoma laissant cependant apercevoir un peu l'iris par transparence — *Œil droit* : Albugo très mince. Mlle C... peut coudre et épelle les lettres du n° X. A l'ophthalmoscope on distingue la papille, le cercle périphérique est hypérémié. L'*œil gauche* traité par l'atropine se dilate très inégalement; tractus iriens visibles en dedans ; la malade épelle avec cet œil les lettres du n° XX.

Traitement : 12 séances de pulvérisation.

Résultat : Amélioration notable. La malade lit de l'œil gauche le n° XX et, de l'œil droit, le n° VII 1/2.

Il s'agit ici d'une jeune fille affectée d'un albugo assez épais ayant succédé à une ophthalmie purulente. La vision était très mauvaise des deux yeux, car la malade ne pouvait, de l'œil gauche, distinguer que mes doigts, et de l'œil droit, épeler le n° XXX.

mencer le traitement. A cet effet, on fait lire à une distance déterminée différents numéros de l'échelle Giraud-Teulon; au moment du départ, on recommence l'expérience et on trouve presque toujours une différence entre les numéros lus au commencement et à la fin de la saison.

J'ai recueilli à Saint-Christau 52 observations d'albugo présentant les résultats suivants : 5 guérisons, 39 améliorations notables, 5 améliortions simples, 1 état stationnaire, 2 résultats inconnus.

DU TRAITEMENT DE L'OBSTRUCTION DES VOIES LACRYMALES.

Le larmoiement, la sécrétion du pus dans les yeux, le gonflemeut du grand angle de l'œil et la fistule lacrymale sont des phases ou des consé-

---

Cette malade vint deux années de suite à St-Christau; au bout de la seconde saison, la cornée s'était éclaircie aux deux yeux, ce qui lui permettait de coudre : elle pouvait lire de l'œil gaüche le n° XX, de l'œil droit le n° VII 1/2.

Cette observation, comme on le voit, présente un grand intérêt, d'autant plus que la malade a fait chaque année un séjour assez court et n'a subi pendant les deux saisons, que 31 séances de pulvérisation.

OBSERVATION XXXI.

Albugo, Kératite panniforme

Traitement : 42 séances de pulvérisation;

Résultat : amélioration considérable.

M. Labeger, charpentier, âgé de 25 ans. Constitution forte, tempérament lymphatique.

Début de la maladie : Plusieurs années. M. L... est déjà venu me consulter il y a 3 ou 4 ans, de temps en temps, poussées inflammatoires; la dernière remonte à deux mois.

Etat actuel : 12 juin 1875. — Les deux yeux sont malades, mais

quences de l'inflammation ou du rétrécissement des conduits des larmes. Pour combattre ces lésions si rebelles, les chirurgiens se sont toujours proposé deux buts : ouvrir le passage aux larmes et modifier les muqueuses, dont la congestion ou le rétrecissement déterminent la maladie.

Dans ces derniers temps, la méthode de Bowman adoptée par la majorité des chirurgiens français n'a pour objet que la dilatation du canal lacrymo-nasal; aussi ce procédé si satisfaisant dès les premiers jours, ne laisse-t-il pas d'être décourageant, en raison du temps qu'il exige pour obtenir un résultat sérieux.

Voici quelle est la méthode que je suivais à Saint-

---

surtout l'œil droit. Œil droit : Cornée un peu conique ; à la partie supérieure existe une petite masse charnue, triangulaire, formée par des vaisseaux très fins (*pannus*) se continuant à l'état de tache jusqu'au dessous de la pupille. A trois millimètres au-dessous de celle-ci, existe sur la cornée une seconde opacité de forme carrée, occupant presque toute l'épaisseur du tissu cornéal ; pupille étroite ne se dilatant pas par l'atropine face interne des paupières lisse et sans granulations.

Au réflecteur, on voit très distinctement l'image droite qui fuit en sens inverse des mouvements de l'observateur. A l'ophthalmoscope, staphylôme des deux côtés de la pupille, (le malade est myope). La vue actuellement est très mauvaise, car M. L... distingue seulement mes doigts et ne peut lire que le n° C, de l'échelle Giraud Teulon.

Traitement : 40 séances de pulvérisation sans aucune autre médication, (ni lotions, ni bains, ni boisson).

Résultat ; Amélioration très notable, la cornée est moins conique ; il n'y a plus ni pannus ni rougeur de la partie supérieure de la cornée. La vision s'est tellement amélioréee qu'au lieu du n° C, le malade lit de l'œil droit le n° III.

En 1876, le malade revient à St-Christau ; il a passé un très bon

Christau, et qui m'a procuré d'excellents résultats; j'extrais les lignes suivantes d'un mémoire adressé à l'académie de médecine en 1876 et qui a obtenu une médaille d'argent (1).

Après m'être assuré du degré d'imperméabilité du canal lacrymo-nasal, j'introduis dans le point la-

---

hiver; les deux yeux sont nets, les cornées transparentes; il existe encore sur l'œil droit un albugo, mais si peu épais qu'on voit l'iris à travers. Le malade lit de l'œil droit le n° IV.

Cette observation est la plus intéressante de toutes celles que j'ai recueillies à Saint-Christau; c'est l'histoire d'un jeune homme affecté d'un pannus charnu et d'un albugo si épais qu'il ne pouvait lire que le n° C de l'échelle typographique.

En 45 jours de traitement, le malade a vu disparaître complètement son pannus et la cornée est devenue assez transparente pour lui permettre de lire le n° III.

Une circonstance remarquable, c'est que le résultat s'est maintenu complet d'une année à l'autre.

(1) Nous détachons encore du même mémoire les deux observations suivantes qui présentent chacun un double intérêt par suite de la complexité des affections traitées. P. B.

Observation XXXIX
Dacryocystite, Albugo

Traitement : 55 séances de cathétérisme et de pulvérisation, en trois années successives. Incisions des conduits.

Résultat ; Amélioration notable.

Mlle J. Oloron, 22 ans. Constitution moyenne, tempérament lymphatique.

Début de l'affection : Plusieurs années, Lorsque la malade vint à St-Christau pour la première fois, en 1873, elle était affectée sur la joue et sur les mains de scrofulides ulcéreuses; elle avait en outre de la dacryocystite et un rétrécissement double des canaux lacrymaux; sur l'œil droit un albugo caractérisé par deux petites opacités grosses comme des têtes d'épingles; la partie interne de la cornée était un peu trouble. Œil gauche, petit albugo. La ma-

crymal (le supérieur ou l'inférieur) le couteau boutonné de Weber; j'incise le canalicule correspondant jusqu'au sac lacrymal; je laisse reposer le malade, et le lendemain je commence la dilatation au moyen de la sonde de Bowmann N° 1, que j'emploie *boutonnée* afin d'éviter les perforations si faciles à produire

---

lade lisait le n° X; en 1874, elle lisait le n° IV de l'échelle Giraud Teulon; l'incision des conduits lacrymaux et le cathétérisme firent passer l'eau des Arceaux dans le sac; l'albugo fut traité par les pulvérisations. Cette hiver, Mlle J... a eu de la blépharite à gauche.

Etat actuel; 21 septembre 1875. Les deux mains sont presque entièrement cicatricées, mais le larmoiement persiste des deux côtés; impossibilité de faire pénétrer une goutte d'eau; l'albugo a disparu.

La malade lit de l'œil droit, le n° 11, et de l'œil gauche, le n° 1 à 0, 20; quelques synéchies à l'œil droit. A l'ophthalmoscope, scléro choroïdite postérieure; j'incisai les conduits supérieurs profondément jusque dans le sac; lorsque la malade partit, c'est-à-dire au bout de 18 jours de traitement, le liquide sortait en petits ruisseaux par la narine gauche et la sonde n° 5 pénétrait dans le canal lacrymal, mais l'injection passait difficilement à droite.

Résultat : Amélioration notable.

En 1876, j'ai revu cette malade; elle me raconta qu'après la saison dernière elle avait eu de l'exacerbation; puis avait éprouvé une grande amélioration; au moment où je la vis, il n'y avait plus de blépharite; la pression ne faisait plus refluer de pus par le grand angle de l'œil et il n'existait qu'un peu de larmoiement à droite; on ne trouvait plus la moindre trace d'albugo.

La malade revient de nouveau en 1877, elle a passé toute l'année 1876 sans faire aucun traitement; le larmoiement n'a pas tout à fait disparu, ce qui tient à ce que l'incision du canalicule gauche s'était cicatrisée : je fis une incision par le point supérieur, et, le 10 septembre, lorsque Mlle J... quitta St-Christau, l'injection passait librement des deux côtés, et les sondes n° 5 passaient également bien, j'avais laissé à la malade, pendant plusieurs heures par jour, de sondes en aluminium du Dr. Fieuzal.

Je signalerai, dans cette observation, la guérison complète de

avec les N°s 1 et 2; je laisse les sondes en place pendant quelques minutes. Dès que le malade peut supporter l'injection, je la lui fais au moyen d'une pompe A E puissante mais facile à graduer, terminée

l'albugo qui ne permettait à la malade de lire que le nº XI; après sa disparition, Mlle J... lit le nº II.

OBSERVATION XLII.

Rétrécissement des voies lacrymales. Blépharite.

Traitement; 45 séances d'injections en deux saisons faites pendant deux années successives.

Résultat: amélioration très notable.

Mme D... des Basses-Pyrénées, âgée de 52 ans; constitution moyenne, tempérament lymphatique.

Depuis un grand nombre d'années, céphalalgie fréquente, surtout syncipitale, précédée souvent de troubles visuels; spectre perlé, visions de flammes, anneaux irisés

Etat actuel : 7 août 1875. — Air cachectique, photophobie très marquée. Mme D... éprouve souvent la sensation de sable dans les yeux; ses paupières sont collées, le matin; elle ne peut lire que le nº IV (échelle Giraud Teulon) avec le nº + 6. Les deux paupières inférieures sont épaisses et tomenteuses; les cils encroûtés. A l'éclairage oblique, rien d'apparent. Au réflecteur, hypermétropie. A l'ophthalmoscope, les papilles paraissent rouges sur les bords.

Mme D... accuse une sensation continuelle de sécheresse dans le nez surtout du côté gauche et à la partie supérieure du pharynx, L'injection poussée avec la seringue d'Anel pénètre un peu à droite. mais non à gauche.

Traitement: Incision du canalicule lacrymal, cathétérisme bien supporté, injection d'eau des Arceaux et pulvérisation dans les deux yeux. 25 jours de traitement.

Résultat: Amélioration notable. La sensation de sécheresse dans le nez a disparu, l'injection coule librement des deux côtés. Plus de troubles visuels ni de photophobie. La malade peut lire le nº III. Ses paupières ne sont plus rouges.

Mme D... revient à St-Christau: en 1877, elle a passé 15 mois

par un tube en caoutchouc G sur lequel vient s'adapter une canule fine H que l'on introduit jusque dans le sac. L'injection est d'abord poussée très-doucement, puis un peu plus fort; il suffit pour cela de tourner gra-

---

avec les yeux dans un état satisfaisant; depuis 6 ou 7 mois, à la suite de chagrins, céphalalgie occipitale procédant par accès irréguliers diurnes ou nocturnes avec douleur dans le fond des yeux; troubles visuels, vision de flammes, hallucinations de la vue; la malade 113 qui pouvait faire les reprises les plus fines, sent ses yeux affaiblis.

Etat actuel : 17 juin 1877. Rougeur et épaississement des deux paupières. Mme D... lit à l'optomètre Badal + 6 de l'œil gauche, 7 de l'œil droit. Rien d'appréciable à l'éclairage oblique; cornée normale.

Œil gauche : Hypertrophie très manifeste au réflecteur; papille un peu noyée dans le haut; excavation physiologique. Œil droit : A l'éclairage oblique, aspect un peu bleuâtre du cristallin, Au réflecteur : stries noires qui se déplacent. Les deux conduits lacrymaux sont libres; l'eau passe également bien des deux côtés.

Traitement ; Courants continus sur les tempes. 20 séances d'injection dans les conduits lacrymaux.

Résultat ; Amélioration très notable. Les conduits lacrymaux, libres après le traitement de 1875, sont restés libres. Les phénomènes visuels, les douleurs bipariétales ont disparu sous l'influence des courants continus.

Dans cette observation très importante, je ferai remarquer que j'ai été amené à diagnostiquer un rétrécissement lacrymal, non par l'épiphora qui était insignifiant, mais par l'existence de la blépharite et par la sensation de sécheresse du nez et du pharynx éprouvée par la malade. Les troubles visuels me semblent devoir être considérés comme dépendant plutot d'un état hystérique que du rétrécissement des voies lacrymales. Il a suffi de l'incision d'un canicule lacrymal, d'injections répétées pendant 25 jours et autant de séances de pulvérisation pour faire disparaître la blépharite et produire une dilatation durable des conduits lacrymaux; j'ai pu m'assurer, deux ans plus tard, que les voies lacrymales étaient restés perméables.

duellement le volant placé au bout du piston à vis. Aussi est-il nécessaire que le tube en caoutchouc soit commandé par un robinet qui permette d'arrêter immédiatement l'injection. (1) Une remarque très importante trouve ici sa place et je ne saurais trop appeler l'attention sur ce point : quand on se sert de canules très fines, par exemple lorsque le malade a refusé de se laisser inciser le canalicule lacrymal, il faut procéder pour les premières injections avec la plus grande douceur; car cette canule si fine peut déchirer la muqueuse, et l'eau s'infiltrant avec l'air dans le tissus cellulaire de la paupière y pourrait déterminer la production d'un hydro-emphysème, phénomène qui ne laisse pas d'inquiéter les malades, quoique ne présentant aucune gravité. On le fait aisément disparaître par l'application de compresses trempées dans l'eau froide et maintenues quelques heures sur l'œil à l'aide d'une bande un peu serrée. Il faut prendre les mêmes précautions, c'est-à-dire procéder avec circonspection lorsqu'on a affaire à des personnes très nerveuses capables de faire quelques mouvements intempestifs.

Si la dacryocystite est compliquée de quelque inflammation de la conjonctive ou de la cornée, j'ajoute aux injections la pulvérisation qui agit à son tour comme un excellent modificateur des muqueuses. Je combine ainsi les procédés d'incision, de dilatation et d'injections; aussi les résultats satisfaisants

(1) Voir la figure (page 65.)

STATISTIQUE GÉNÉRALE
des ophthalmies traitées à St-Christau

	Nombre	Guérison	AMÉLIORATION notable	AMÉLIORATION simple	Etat stationnaire	Résultat inconnu
Albugo.............	52	5	39	5	1	2
Blépharite :						
muqueuse et ciliaire..	140	11	75	20	12	21
granuleuse.........	28	»	19	4	4	1
Kératite.............	47	1	33	8	4	1
Obstruction des voies lacrymales	24	1	20	2	1	»
Totaux....	291	18	186	39	22	25

s'obtiennent-ils promptement, et, autant que j'en puis juger par les quelques malades que j'ai revus, ils se maintiennent.

J'ai observé à Saint-Christau 24 cas de dacryocystite sur lesquels il y a eu une guérison, 20 améliorations notables, 2 améliorations simples et 1 état stationnaire.

RÉSUMÉ

En résumé, l'eau de Saint-Christau, et surtout celle de la source des Arceaux, est d'une grande utilité contre un grand nombre de dermatoses et quelques affections des muqueuses telles que celles de la langue et des fosses nasales ; elle donne des résultats très-avantageux dans le coryza et la pharyngite chroniques, sous forme de douches et de pulvérisation. Enfin les effets de l'eau des Arceaux *pulvérisée* dans les ophthalmies chroniques (Blépharite, Kératite, Albugo) et en injections contre les obstructions des voies lacrymales, lui assignent un rang considérable dans la médecine hydrologique.

Dr Emile TILLOT.

DE L'ACTION ANTISEPTIQUE

ATTRIBUÉE AUX EAUX DE SAINT-CHRISTAU

Indépendamment des propriétés thérapeutiques reconnues par l'expérience et dont l'existence ne peut être révoquée en doute, il y aurait peut être lieu de se demander si la présence du sulfate de cuivre dans les eaux de St-Christau ne leur permettrait pas de jouer un certain rôle dans la médication antiseptique. Nous n'oserions pas prendre parti dans l'intéressant débat qui s'est élevé au sein de l'Académie en septembre 1883, au sujet de l'action prophylactique du cuivre dans la fièvre typhoïde et le choléra, mais en attendant que l'expérience ait prononcé son jugement définitif, nous ne pouvons oublier que *l'eau de St-Christau figure dans le traitement phrophylactique préconisé par M. Burq*. A côté de cette donnée trop théorique, une enquête locale à laquelle nous avons procédé pendant cette importante discussion, nous a révélé un fait auquel nous n'attachons pas plus de valeur qu'il n'en comporte, mais qui nous semble cependant digne d'être rapporté à titre de document : Pendant l'épidémie de choléra de 1849, qui fit de terribles ravages dans la contrée, St-Christau, qui servait d'asile à de nombreux habitants venus des pays voisins pour chercher un refuge contre le fléau, conserva une immunité absolue, alors que la ville d'Oloron et les villages de Lurbe, d'Eysus, du Baget situés à moins de deux kilomètres à l'ouest, au nord et à l'est de cette localité, étaient envahis par le choléra.

Une panique survenue par suite de l'arrivée d'un voyageur déjà malade (qui, par conséquent n'avait pu bénéficier en aucune façon de l'usage de l'eau des Arceaux, dont les habitants de St-Christau se servaient d'une façon à peu près générale), n'infirme en rien cette remarquable préservation.

Cependant, nous ne sommes pas disposé à exagérer l'importance de ce fait isolé. Aussi l'aurions nous passé sous silence, si les propriétés antiseptiques du cuivre ne paraissaient s'affirmer de jour en jour.

En ce moment, les heureures tentatives de M. Charpentier (communication à l'Académie de Médecine, 4 mars 1884) pour substituer chez les femmes en couche, de faibles solutions de sulfate de cuivre aux agents antiseptiques les plus connus et les moins controversés, ajoutent un nouveau poids aux recherches de MM. Pasteur et Chamberland qui leur ont servi de point de départ. Nous voyons donc l'observation clinique s'accorder avec l'expérimentation du laboratoire pour préconiser comme le meilleur des antiseptiques le sel auquel les eaux de St-Christau empruntent leur caractéristique.

Gardons-nous de nous abandonner à un entrainement irréfléchi et peu scientifique, mais tout en conservant une prudente réserve, nous ne devons pas perdre de vue les rapprochements que l'on peut établir entre ces faits et l'action favorable de l'eau de St-Christau dans certaines affections dont la nature microbique parait de jour en jour plus vraisemblable ; qui sait si l'on ne pourrait expliquer de cette manière cette action cicatrisante et résolutive qui fait de l'eau des Arceaux un excellent mode de pansement ?

P. B.

DOCUMENTS BIBLIOGRAPHIQUES

SUR LES

EAUX DE SAINT-CHRISTAU

(*Basses-Pyrénées*)

— BORDEU. — **Lettres contenant des essais sur l'histoire des eaux minérales de Béarn.** — Amsterdam, 1746. — Lettre XVIII. — Description des quatre sources utilisées alors. Bordeu paraît attacher peu d'importance aux traditions qui attribuaient à chacune d'elles une spécialisation distincte : maladies de l'estomac pour la première, les rhumatismes pour la seconde, les dartres pour la troisième, les affections des yeux pour la quatrième. — La première (celle des Arceaux ?) réunirait à elle seule les qualités de toutes les autres. « Elle est bonne pour les douleurs, quelques maladies de la peau, pour la poitrine, on y porte des enfants qui ont des obstructions, etc. Bordeu remarque que ces eaux « bien certainement minéralisées peuvent néanmoins être prises habituellement en boisson » sans préjudice apparent. Il leur reproche de ne pas être exemptes de tout mélange. (Des travaux de captage ont remédié depuis à cet inconvénient).

*
* *

— DE LAMERENX. — Pau, 1766. — Court mémoire qui ne renferme pas de documents très-sérieux sur les propriétés thérapeutiques des eaux de St-Christau, mais qui contribua à faire connaître cette station que l'auteur semble tenir en grande estime.

*
* *

— CARRÈRE. — **Catalogue raisonné des ouvrages qui ont été publiés sur les eaux minérales.** — Paris, 1785. — Simple citation de la lettre de Bordeu (v. ce nom). Les eaux de « St-Christau *d'Aidious* » sont mentionnées comme chaudes dans une note de l'auteur.

*
* *

— DE COURTHILLE. — **Notice sur le vallon de St-Christau de Lurbe et ses eaux minérales.** — Oloron, 1835. — Indépendamment des nombreux renseignements historiques que renferme cette brochure, on y trouve le compte rendu détaillé d'un mémoire où M. Pomier (de Salies) avait consigné les résultats d'une première analyse des sources. — D'après l'auteur, l'eau des Cagots (des Arceaux), résolutive et cicatrisante, est surtout efficace dans les fièvres intermittentes, la chlorose, les hémorrhoïdes, et l'aménorrhée, mais sa vertu prédominante consiste dans son action sur les maladies de la peau. La source douce (Bazin) serait tonique, antiacide et *légèrement purgative* (???) la source froide apéritive et diurétique. L'eau du pêcheur conviendrait également contre les diarrhées, la chlorose, l'aménorrhée, l'impétigo, la dyspepsie gastrique, la syphilis, les affections cutanées, l'asthme et le catarrhe pulmonaire. 22 observations malheureusement fort incomplètes accompagnent cette notice qui a été rééditée 15 ans plus tard.

*
* *

— FONTAN. — **Recherches sur les eaux minérales des Pyrénées.** — 1853. — Relation entre la nature du sol et la température des eaux. « Les eaux de Cambo, de St-Christau, etc., n'offrent plus l'élévation de température quoiqu'elles présentent encore des traces de principe sulfureux (p. 3). — Fontan classe les eaux de St-Christau, qui n'avaient pas encore été sérieusement analysées, parmi les sulfureuses accidentelles. (P. 141 — 153).

*
* *

— D'ARCET. — **Quelques observations sur les eaux minérales de Saint-Christau.** — Pau, 1854. — L'auteur qui compare l'eau des Arceaux aux eaux de Louesche, insiste particulièrement sur le redoublement d'activité qu'elles impriment aux fonctions cutanées. Il ne décrit pas la *poussée*, mais il en constate l'existence sans la nommer : « Que l'affection de la peau soit chronique, ou qu'étant aigüe l'inflammation ait disparu sous l'influence de la première administration des eaux, on voit se développer une recrudescence de la maladie *ou bien une éruption d'une nature différente*. Toutefois, l'une et l'autre ne tardent pas à disparaître et à être suivies d'une amélioration marquée et souvent de la guérison. Dans d'autres circonstances ce n'est que longtemps après avoir cessé l'usage des eaux que l'on voit la disparition complète des symptômes morbides.... » — Quelques données météorologiques au commencement ; plus loin 30 observations de diverses maladies.

*
* *

— **Dictionnaire général des eaux minérales**. — 1860. — Courte notice terminée par un vœu, aujourd'hui réalisé, au sujet des indications et de la spécialisation des eaux.... « Elles conviennent surtout dans les maladies de la peau, il paraît que cette spécialisation leur appartiendrait d'ancienne date. On les supporte d'ailleurs très facilement... »

*
* *

— FILHOL. — **Analyse des eaux minérales de Saint-Christau de Lurbe.** Pau. 1863. — Exposé des différentes opérations qui ont servi à déterminer la présence et le dosage de chacun des éléments des sources. Tableaux généraux indiquant la composition élémentaire et le groupement hypothétique des corps contenus dans les eaux. — « ...La présence du cuivre en quantité suffisante pour qu'on puisse en déterminer la proportion me paraît le point le plus saillant de l'analyse des eaux de Saint-Christau. J'ai pu décéler le cuivre dans ces eaux en n'opérant que sur un décilitre. Je n'ai pas besoin d'ajouter que je me suis entouré des conditions les plus minutieuses pour éviter l'emploi de vases, de papier, ou de réactifs contenant du cuivre.

Ces sources me paraissent donc pouvoir être considérées comme devant surtout leur activité au cuivre et au fer... »

*
* *

— LE BRET. — **Annales de la Société d'Hydrologie.** — 1863. T. IX. — *Rapport sur une note manuscrite de M. Tillot. Sur les Eaux ferro-cuivreuses de Saint-Christau* p. 175 à 185. M. Le Bret remarque particulièrement la présence du cuivre dans une eau qui ne rentre pas dans la classe des chlorurées ou des ferrugineuses fortes. Après quelques réserves sur le rôle encore hypothétique de ce métal il constate que « la tradition désigne les eaux de Saint-Christau comme toniques et reconstituantes ; elle les désigne encore comme astringentes et siccatives dans leur usage externe ».

*
* *

— LE BRET. — **Annales de la Soc. d'Hydr.** — 1864. t. X. — *Traitement de la pellagre par les eaux sulfureuses.* — 5 observations recueillies par M. Tillot sur des Pellagreux traités par les eaux de Saint-Christau.

*
* *

— TILLOT. — **De l'action des eaux ferro-cuivreuses de Saint-Christau dans quelques affections cutanées.** — Paris 1864. Dans ce premier mémoire l'auteur a démontré que les eaux de Saint-Christau étaient surtout efficaces dans les scrofulides et les affections rangées par Bazin dans la catégorie des arthritides. Les affections très étendues accompagnées d'une grande production de squames lui paraîssent moins justiciables des eaux dont il s'agit que les affections bien limitées occupant les régions pileuses (acné sébacée et pilaire). Ce mémoire lu à la Société d'Hydrologie est imprimé dans ses annales, T. X.

*
* *

— DURAND-FARDEL. — **Compte-rendu de la Session précédente de la Société d'Hydrologie.** 1864. — (*Annales de la Soc. d'Hydr.* t. XI. — Quelques réflexions générales sur les caractères et les applications thérapeutiques des Eaux de Saint-Christau à propos du précédent mémoire de M. Tillot.

*
* *

— TILLOT. — **De la pulvérisation appliquée aux Eaux ferro-cuivreuses de Saint-Christau, principalement dans les ophthalmies chroniques** 1865. (*Extrait des Annales de la Soc. d'Hydr.*) t. XI. — Ce mémoire contient l'exposé des premières expériences tentées par son auteur sur l'application de la pulvérisation aux maladies traitées à Saint-Christau. Les méthodes alors employées ont été l'objet, dans la suite, de nombreux perfectionnements et ont donné des résultats encore plus satisfaisants ainsi que le prouvent les publications ultérieures et en particulier les observations contenues dans la présente notice.

*
* *

— A. TAYLOR. — **Des climats propres aux malades, ou étude comparée de l'action préventive ou curative du climat de Pau, etc.** 3me édition, 1865.

*
* *

— **Annuaire des Eaux minérales.** — *publié par la Gazette des Eaux*, 1865 *et les années suivantes.* — Notices relatives à la minéralisation des eaux, à leurs indications thérapeutiques, ainsi qu'aux ressources de la station.

*
* *

— TILLOT. — **De la pulvérisation appliquée aux ophthalmies chroniques.** — (*Bulletin de thérapeutique* 1865). Voir la note suivante. Ce mémoire a obtenu une médaille d'argent, 1866.

*
* *

— TILLOT. — **Etude clinique sur la pulvérisation externe.** — 1866. *Extrait des Annales de la Société d'Hydrologie*, t. XII. Dans ce mémoire et dans le précédent M. Tillot après avoir démontré que la pulvérisation pouvait rendre de grands services dans certaines affections de la face et du cuir chevelu expose les heureux résultats qu'il a obtenus dans un certain nombre d'affections superficielles de l'œil, qu'il comprend sous la désignation générale d'ophthalmies chroniques. — Nombreuses observations de blépharites, conjonctivites et kératites avec ou sans albugo. — Les conclusions sont surtout favorables au traitement de la blépharite muqueuse ciliaire, de la conjonctivite scrofuleuse ou arthritique et surtout de la kératite simple ou vasculaire accompagnée ou non d'albugo. Les résultats sont moins saillants dans la conjonctivite granuleuse et nuls dans les leucoma ainsi que dans l'iritis et les lésions profondes de l'œil. Ce mémoire a obtenu une médaille d'argent 1867.

*
* *

— TILLOT. — **Du traitement des affections cutanées par les eaux minérales et particulièrement par celles de Saint-Christau.** 1867. — Extrait des *Annales de la Société d'Hydrologie. T. X.* Parallèle avec les eaux sulfureuses, chlorurées, alcalines. — Il résulte de ce mémoire que l'eau de St-Christau a une action générale reconstituante, mais surtout une action locale légèrement stimulante, qu'elle est détersive et cicatrisante au plus haut degré, qu'elle fait disparaître les produits hétéromorphes développés sur les plaies, et facilite le développement des bourgeons charnus. Elle modifie l'innervation et la circulation de la peau, calme le prurit, fait tomber les squames en diminuant leur sécrétion ; si la peau a perdu sa couche épidermique elle pénètre par cette surface d'absorption et modifie avantageusement toutes les solutions de continuité anciennes ; aussi paraît elle mieux agir dans les affections ulcéreuses que dans les maladies de la couche superficielle du derme, car elle guérit assez promptement tous les ulcères quelle que soit leur nature, scrofuleuse, syphilitique ou variqueuse. — Nombreuses observations.

*
* *

— TILLOT. — **De l'action des Eaux ferro-cuivreuses de Saint-Christau dans quelques affections de la peau et des yeux.** — Paris, 1867. — Seconde édition d'un précédent mémoire mais avec des développements importants, des observations nouvelles, et l'adjonction d'un chapitre consacré aux ophthalmies.

*
* *

— BOUCHARDAT. — **Rapport général à l'Académie de Médecine sur le service des Eaux Minérales.** 1867.

*
* *

— DELMAS. — **Annales de la Société de médecine de Bordeaux.** 1867. — *Rapport sur la Pulvérisation externe.*

*
* *

— GUÉRARD. — **Rapport général à l'Académie de Médecine sur le service des Eaux minérales.** 1867.

*
* *

— PÉRY. — **Annales de la Société de Médecine de Bordeaux.** 1867. — *Rapport* sur un mémoire manuscrit envoyé par M. Tillot et intitulé : Du traitement des scrofulides par les eaux de Saint-Christau.

*
* *

— BAZIN. — **Leçons théoriques et cliniques sur les affections de nature arthritique et dartreuse, rédigées et publiées par le Dr J. Besnier.** 2me édition. Paris, 1868. — Parlant de *l'eczéma papillomateux*, Bazin s'exprime ainsi : « .... Dans ces différents cas un traitement général par les alcalins et des pulvérisations locales à l'eau de Saint-Christau ont amené une amélioration très rapide, p. 244 ». — Plus loin à propos du *psoriasis buccal* : « le psoriasis buccal a une durée très longue et il est très rébelle ; nous l'avons vu persister des années sans grande modification ; cependant les alcalins à l'intérieur, l'hydrocotyle et les pulvérisations alcalines et à l'eau de St-Christau nous ont procuré quelques guérisons, p. 273 ». — Il vante également les eaux de St-Christau dans le traitement du *pemphigus arthritique*, p. 314.

— BÉHIER. — **Rapport général à l'Académie de Médecine sur le service des Eaux minérales**. 1868.

*
* *

TILLOT. — **Annales de la Société d'Hydrologie.** 1868. T. XIV. — Comparaison de l'eau de St-Christau avec l'eau de Levico (Italie).

*
* *

— GUBLER. — **Rapport général à l'Académie de Médecine sur le service des Eaux minérales**. 1870.

*
* *

— BAZIN. — **Leçons sur le traitement des maladies chroniques en général et des affections de la peau en particulier par l'emploi comparé des eaux minérales de l'hydrothérapie et des moyens pharmaceutiques.** — Paris, 1870. — Page 137 et suiv. : Dans sa classification des Eaux minérales, Bazin distingue *les eaux á minéralisation spéciale* et *les eaux á minéralisation commune*. La septième *classe* du premier de ces deux *ordres* est constituée par les Eaux Cuivreuses dont Saint-Christau est l'unique spécimen en France. — Après avoir fait quelques réserves au sujet du rôle de ce métal dans les eaux qui ne contiennent que des *traces* plus ou moins démontrées de ce métal, il dit : « Notre classe des eaux cuivreuses doit au contraire comprendre les eaux dans lesquelles le principe minéral prédominant par la dose thérapeutique est le cuivre. En France jusqu'ici, une seule station a été désignée comme satisfaisant cette condition, c'est celle de Saint-Christau de Lurbe (Basses Pyrénées). Mais nous dira-t-on, était il bien urgent de faire une classe spéciale pour cette station thermale ? Elle contient du fer comme certaines eaux où le cuivre existe en minime quantité ; pourquoi ne pas l'adjoindre à la classe des ferrugineuses à titre de groupe annèxe ? Notre réponse ressortira de l'analyse même des propriétés chimiques, physiques et thérapeutiques de l'eau de St-Christau... » — Énumération des sources, analyse de Filhol.... Caractéristique chimique et physique des sources, températures.... « Elles ont une action pathogénétique spéciale très curieuse à noter si l'on songe à leur faible degré de minéralisation. Elles déterminent, prises en bains, des éruptions miliaires sur la peau et dans les parties velues du corps. Au point de vue thérapeutique elles n'ont aucune action spécifique. Elles ont réussi cependant, en raison de leurs propriétés pathogénétiques, dans des cas d'affections cutanées arthritiques des plus rebelles. Elles procurent de bons résultats dans certaines scrofulides. Employées par M. Tillot dans les cas d'ophthalmies chroniques, elles ont amené des guérisons complètes. Elles paraissent, prises à l'intérieur, agir comme toniques, mais c'est surtout en bains, douches de toutes sortes et en pulvérisation, qu'elles ont leur maximum d'effet. »

P. 289. — *Ibid.* Dans la médication pathogénétique de la *Scrofule*, à propos de certaines manifestations chroniques *atones*, *végétantes* et *sécrétantes* souvent accompagnées d'un état inflammatoire et éléphantiasique (eczéma hypertrophique): «... Elles sont très rebelles, néanmoins on peut espérer obtenir de bons résultats des eaux sulfureuses fortes, qui, elles mêmes ne peuvent être comparées, pour leur activité aux eaux ferro-cuivrées de Saint-Christau dont les effets nous ont paru très remarquables dans quelques uns de ces cas d'eczéma dégénérés.... »

P. 202. — *Ibid.* Au sujet de *l'acné sébacée fluente*: « ... Les eaux sulfureuses sont inférieures dans leur action sur cette affection aux eaux alcalines et aussi aux eaux ferro-cuivreuses de Saint-Christau, des propriétés légèrement astringentes desquelles nous avons retiré de bons effets ».

P. 310. — *Ibid.* « Le traitement hydrominéral des *scrofulides malignes* n'admet que l'emploi d'un seul médicament vraiment efficace, celui de l'eau chlorurée sodique forte, et surtout celui des eaux mères. — Cependant nous avons plusieurs fois constaté d'heureuses modifications survenues dans les lupus erythémateux par les douches pulvérisées des eaux de Saint-Christau ».

P. 358. — *Ibid.* « .... Nous avons vu le *psoriasis buccal* très amélioré par les eaux de Saint-Christau employées en pulvérisation..... Il importe dans tous les cas, que le malade, s'il veut guérir, se rende pendant deux ou trois années de suite aux sources alcalines, et qu'il continue chez lui les pulvérisations avec l'eau transportée de la même source. »

P. 392. — *Ibid.* Considérant l'inefficacité d'eaux faiblement minéralisées comme Louesche etc... dans les manifestations squameuses de *l'herpetis*, le psoriasis en particulier, Bazin ferait peut être une exception en faveur des eaux de Saint-Christau, si les bons résultats qu'il a constatés étaient plus durables.

*
* *

— MIALHE. — **Rapport général à l'Académie de Médecine sur le service des Eaux minérales.** 1871.

*
* *

— E. BARRAULT. — **Parallèle des Eaux minérales de France et d'Allemagne.** — (*Annuaire des Eaux minérales* 1872). — Parlant des ophthalmies, l'auteur mentionne Saint-Nectaire, mais surtout la source ferro-cuivreuse de Saint-Christau.

*
* *

— TILLOT. — **La Poussée étudiée aux eaux minérales de Saint-Christau.** 1872. — *Annales de la Société d'Hydrologie.* T. XVII. — Nous avons déjà dit quelques mots de cet intéressant mémoire (p. 30, note 1), dont les points les plus saillants se trouvent résumés par l'auteur dans cette notice. Ce travail se termine par un tableau où toutes les assertions émises par lui sont justifiées par les chiffres. Il fut récompensé d'un troisième rappel de médaille d'argent.

*
* *

— DEBOVE. — **Du Psoriaris buccal,** *thèse de Paris*, 1873. — Cette thèse renferme 6 observations de malades traités par l'eau de Saint-Christau employée en pulvérisation. (V. page 49, note 1). L'auteur constate les bons résultats de ce traitement à titre de médication locale.

*
* *

— DURAND-FARDEL. — **Les eaux minérales et les maladies chroniques; Leçons professées à l'école pratique.** Paris, 1874. Page 114. Principaux caractères.... les propriétés spéciales sont relatives aux dermatoses, scrofulides et syphilides, et surtout aux affections ulcéreuses atoniques et même à marche phagédénique.... Page 171 : à propos des dermatoses : « .... Après les eaux de Plombières, Néris... je signalerai celles de Saint-Christau si faiblement cuivreuses et près desquelles on obtient dans les scrofulides et les syphilides des résultats qui sembleraient ne devoir être dus qu'à des eaux d'une minéralisation énergique et caractérisée. »

*
* *

— LABARTHE.—**Manuel des eaux minérales** 1874, p. 226.— «.... Les eaux de Saint-Christau sont surtout recommandées contre les affections cutanées arthritiques et certaines scrofulides, M. Tillot a eu l'ingénieuse idée d'introduire la pulvérisation dans la cure thermominérale et, grâce à ce procédé, il est parvenu à guérir des angines granuleuses, des laryngites chroniques et des ophthalmies chroniques telles que blépharites, kératites et albugo. »

*
* *

— LE BRET. — **Manuel médical des eaux minérales** 1874 Notice assez détaillée surtout au sujet de la poussée que l'auteur refuse de considérer comme un phénomène substitutif, ou une action pathogénétique. Il n'y voit qu'un effet topique, explication insuffisante lorsqu'il s'agit des éruptions produites par l'usage exclusif de l'eau en boisson.... Les principales indications seraient, outre les dermatoses et les états anémiques, la scrofule, le syphilis et particulièrement les affections ulcéreuses et indolentes, scrofuleuses, syphilitiques, variqueuses.... « M. Tillot a employé efficacement la douche pulvérisée d'eau à 14° dans de nombreux cas d'ophthalmies chroniques, blépharite et kératite, d'accord avec la méthode de Chassaignac et de Bricheteau en pareil cas ».

*
* *

— C. PAUL. — **Note sur l'irrigation nasale.** — *Bulletin de thérapeutique* 1875. — L'auteur rappelle que ce mode de traitement est usité à Saint-Christau concurremment avec la pulvérisation.

*
* *

— TILLOT. — **De la Rhinite chronique et de son traitement par la pulvérisation.** 1875. — (*Extrait des Annales des maladies de l'oreille*). Les propositions les plus importantes ainsi que les conclusions de ce mémoire se trouvent sommairement reproduites dans la notice précédente.

*
* *

— BOURDON. — **Rapport général à l'Académie de Médecine sur le service des Eaux minérales.** 1875. — «.... L'eau de Saint-Christau a une action physiologique très sensible. Ses effets se font sentir sur le système cutané. Elle amène la poussée au moins dans un tiers des cas.... La même cause agit aussi sur les reins, mais surtout sur la vessie et principalement sur son col. Elle provoque de fréquentes envies d'uriner, de la gravelle. Chez quelques malades elle ranime des douleurs rhumatismales, des accès de goutte ou de colique hépatique.... »

*
* *

— ROTUREAU. — **Dictionnaire Encyclopédique des sciences médicales.** T. XII. 1875. — Notice assez complète et fort exacte dont les justes proportions nous dispensent d'insister sur tel et tel point en particulier. Mentionnons cependant les remarques faites au sujet du climat insuffisamment apprécié en général. «...Dont la moyenne est de 17°, exempt d'humidité et hyposténisant.... qualités précieuses pour des malades et des convalescents nerveux et irritables.... » Cet article a, malheureusement, été publié avant la publication des principales recherches de M. Tillot sur le traitement des ophthalmies, coryza chronique et des affections de la langue, il n'insiste donc pas assez sur ces dernières spécialisations.

*
* *

— DOYON ET DIDAY. — **Thérapeutique des maladies vénériennes et cutanées**. 1876. — P. 874 : « D'après M. Tillot, elles (les eaux de Saint-Christau) déterminent fréquemment des éruptions pustuleuses de la peau principalement chez les sujets lymphatiques. On relève dans ces phénomènes tous les caractères d'une poussée substitutive et dont les résultats se rapprochent de ceux observées ailleurs... L'eczéma et le lichen sont plus curables à Saint-Christau que le psoriasis.... »

*
* *

— PANAS. — **Leçons sur les kératites**. Paris, 1876. — « ... Un dernier mode de traitement, que nous tenons à mentionner ici, consiste dans l'emploi de l'eau chaude ou froide sous des formes diverses, irrigations, fomentations, douches simples ou pulvérisées, cataplasmes et surtout compresses humides. D'ailleurs on peut ajouter à l'eau des agents médicamentaux, végétaux ou minéraux. On peut aussi se servir de certaines eaux minérales naturelles telles que les eaux alcalines ou légèrement sulfureuses, ou mieux encore des eaux contenant du cuivre telles que les eaux de Saint-Christau dans les Basses-Pyrénées. Voyez au sujet de ces dernières eaux le travail recommandable du Dr Tillot ». (Bulletin Thérapeutique 1865, et annales de la Société d'Hydrologie 1866).

*
* *

— PANAS. — **Leçons sur les affections de l'appareil lacrymal**. Paris, 1877. — A propos du traitement de la Dacryocystite, M. Panas recommande l'emploi de l'eau de Saint-Christau en injections nasales.

*
* *

— EMPIS. — **Rapport générale à l'Académie de médecine sur le service des Eaux minérales**. — 1877.

*
* *

— VERITÉ. — **Notes sur les éruptions thermales, leur signification à la Bourboule**. *Annales de la Société d'Hydrologie*. T. XXII, — 1877.

*
* *

— TROUSSEAU, PIDOUX, C. PAUL. — **Traité de thérapeutique.** 1877. T. I, page 593. — « Aux solutions ordinaires de sels minéraux renfermant du cuivre, il faut ajouter l'eau minérale de St-Christau... Elle est surtout utilisée pour le traitement des ulcères et des affections chroniques des yeux et des voies lacrymales et nasales, du lupus, de la couperose, etc., (Tillot). »

*
* *

— JAMAIN et TERRIER. — **Manuel de pathologie et de clinique chirurgicale.** 1878. T. II, page 400. L'eau de St-Christau est recommandée dans le traitement du coryza chronique simple, et plus loin (p. 134) dans celui du catarrhe naso-pharyngien de préférence aux eaux sulfureuses. — (Les appareils de pulvérisation usités à St-Christau, sont décrits dans le *Manuel de petite chirurgie*, des mêmes auteurs.)

*
* *

ARNAUDE.— **Quelques considérations sur l'eczéma hypertrophique observé à Saint-Christau. Thèse de Montpellier,** 1878. Au sujet du traitement : «... Pas plus que nous n'avions à décrire l'eczéma en général, nous n'avons à faire l'étude des nombreux moyens thérapeutiques qui composent son traitement... Nous nous bornerons à considérer le rôle de l'agent thérapeutique que nous avons vu plus particulièrement en œuvre et dont nous avons suivi l'action avec le plus d'intérêt, l'eau minérale de St-Christau ... » Suit un exposé assez complet des propriétés physiques, chimiques, pathogénétiques et thérapeutiques des eaux, ainsi que de leur mode d'application. 9 observations empruntées à M. Tillot y sont rapportées et analysées. Nous en avons reproduit deux en notes (p. 42).

*
* *

— CHARCOT. — **Leçons sur la Métalloscopie et la Métallothérapie.** 1878. — *Gazette des Hôpitaux* : « J'ai confié au Dr. Burq quatre hystériques de mon service... Elles ont été traitées suivant la méthode du Dr. Burq... La malade sensible au cuivre par le sulfate de cuivre et l'eau de St-Christau. A mon retour des vacances, j'ai trouvé ces malades complètement guéries de leur anesthésie... » *Ibid.* « Si la malade est reconnue sensible au cuivre, c'est à l'acètate de cuivre en solution, par gouttes dans l'eau distillée qu'on a recours, ou bien à l'eau de St-Christau qui, comme vous le savez, contient du cuivre.

*
* *

MARTINEAU.— **Traité clinique des maladies de l'utèrus.** 1878. — L'auteur, disciple de Bazin, admet comme lui une classe d'eaux cuivreuses représentée en France par St-Christau (v. p. 151). — p. 200 : «... Les eaux de St-Christau sont froides et cuivreuses. Ce principe, d'après M. Tillot, le savant inspecteur, donne à ces eaux une action cicatrisante des plus évidentes sur les affections ulcéreuses atoniques, à marche phagédénique... P. 269 : « Si la métrite parenchymateuse est à un degré plus avancé encore, si elle se complique d'ulcérations fongueuses et phagédéniques, elle sera justiciable des eaux cuivreuses de St-Christau... »

*
* *

— FONSSAGRIVES. — **Traité de thérapeutique appliquée.** 1878. — Art. cuivre. — «... Le cuivre serait-il de nature à combattre la diathèse herpétique ? — Je l'ignore, mais je connais un exemple de lupus du nez soigné infructueusement par les autres moyens, et qui a guéri sous l'influence des eaux de St-Christau prises avec persévérance. Ces eaux paraissent devoir leur activité au cuivre qu'elles contiennent... »

*
* *

— POGGIALE — **Rapport générale à l'Académie de médecine sur le service des eaux minérales.** 1879... « M. Tillot a joint à son rapport un mémoire manuscrit intitulé : *Observations médicales sur l'emploi de l'eau de St-Christau, transportée dans quelques ophthalmies chroniques.* Après avoir expérimenté sur place pendant plusieurs années l'eau minérale de St-Christau, et avoir reconnu son efficacité dans un assez grand nombre d'affections de la peau, M. Tillot a eu l'idée d'essayer l'emploi de cette eau transportée et pulvérisée contre quelques ophthalmies chroniques. MM. Gosselin, Desnos, Bergeron, Giraldès, Demarquay et Panas ont fait des essais dans leurs services et l'auteur a pu réunir quelques observations qu'il a rapportées dans son travail. L'effet qu'il a recueilli mérite de fixer l'attention de l'Académie. Déjà en 1874, un mémoire sur les ophthalmies chroniques lui a valu l'honneur d'une récompense. Le mémoire adressé avec le rapport de 1876 comprend : 1° Les affections oculaires traitées avec l'eau de St-Christau pulvérisée ; 2° Les affections oculaires traitées par cette eau transportée, employée sans forme d'injection. — Dans le traitement de ces affections, on a observé généralement une amélioration notable. » (Ce mémoire obtint un 6me rappel de médaille d'argent. *Voir les observations citées pages 73 et suivantes*).

*
* *

— TILLOT. — **Du catarrhe nasal chronique et de l'Ozène.** 1879. — *Extrait des Annales des maladies de l'oreille et du larynx.* — Ce travail peut être considéré comme une étude complémentaire de la *Rhinite chronique* publiée par le même auteur en 1875. Son analyse se trouve également contenue implicitement dans la notice que nous publions.

*
* *

— BYASSON. — **Annales de la Société d'Hydrologie** 1879. T. XXIV. — *Rapport sur l'exposition collective des Eaux Minérales de France.* — « ... La station de Saint-Christau (Basses-Pyrénées) a exposé les spécimens de ses cinq sources ferro-cuivreuses arsénicales... » La plus importante renferme une proportion appréciable de sulfate de fer et de cuivre. Notre collègue M. Tillot en a fait connaître les applications thérapeutiques les plus remarquables et a imaginé des appareils ingénieux de pulvérisation exposés dans une autre section du Champs de Mars, appareils destinés à utiliser ces eaux pour le traitement de diverses affections ophthalmiques et nasales... »

*
* *

— CANDELLÉ. — **Manuel pratique de médecine thermale** 1879. — P. 183 : caractéristique chimique des eaux, indications particulières. — P. 67 : l'auteur remarque la présence du cuivre à Saint-Christau. — P. 18 : il signale le phénomène de la poussée. — **P.** 46 et 402 : il mentionne l'usage de la douche oculaire dans cette station.

*
* *

— JOANNE ET LEPILEUR. — **Les Bains d'Europe,** 2me édit. 1880. — Notice donnant des indications générales sur la station et sur les eaux. Les indications thérapeutiques sont fort exactes sauf la dernière (surdité provenant de l'obstruction de la trompe d'Eustache).

*
* *

— C. JAMES. — **Guide pratique des Eaux minérales.** 1880. — Notice insignifiante, peu en rapport avec les développements accordés à des stations moins importantes.

*
* *

— COZZOLINO. — **Ozena et sue forme cliniche.** Naples, 1881. — L'auteur après avoir consacré plusieurs pages à l'analyse du travail de M. Tillot sur la rhinite chronique (p. 73 et suiv.) recommande dans le traitement de l'ozène par rhinite atrophique l'eau de Saint-Christau : « Imitando Tillot, prescriviamo con buoni risultati da qualche anno le acque di Saint-Christau sotto forma di polverizzazioni e di docciature ». (P. 101).

*
* *

— MACÉ. — **Guide aux Villes d'eaux** 1881. — Notice assez détaillée sur Saint Christau par M. Tillot.

*
* *

— DUHOURCAU. — **Eaux Sulfureuses et Métallothérapie.** 1882. — *Annales de la Société dHydrologie* T. XXVI.

— M. Duhourcau cite l'observation d'une malade de la Salpêtrière (Bar) sensible au cuivre et traitée plus avantageusement par l'eau de Saint-Christau que par les autres modes d'administration de ce métal. Malgré notre désir de voir se réaliser les théories de M. Duhourcau, nous ne pouvons nous empêcher de trouver un peu prématurées les conclusions qu'il semble tirer de cette unique observation.

*
* *

— JACQUOT. — **Recueil des Travaux du Comité consultatif d'Hygiène publique de France etc.** 1883. *Courte notice géologique sur Saint-Christau* — Les sources « émergent du terrain crétacé et sont en relation avec une faille qui longe le pied de la chaine, en se dirigeant d'Arudy dans la vallée d'Ossau sur un point situé au Sud de Mauléon ».

*
* *

— WILLM. — *Ibid* — Analyse des Sources. Tableaux représentant leur composition élémentaire et le groupement hypothétique des principes minéralisateurs. (V. le tableau de la note (1) P. 25).

... Indications sommaires de la marche des opérations analytiques. — Comparaison entre les températures observées antérieurement et les températures actuelles. La Source des Arceaux a gagné un degré depuis 1854. Les sources de la Rotonde en ont perdu 2. La source du Pêcheur stationnaire depuis 20 ans aurait perdu 1 degré 1/2 entre 1854 et 1862.

*
* *

— BURQ. — **Des origines de la métallothérapie**, 1883. — Deux citations des expériences de la Salpêtrière avec l'eau de St-Christau. (V. Charcot. Leçons sur la métallothérapie 1878.

*
* *

DURAND FARDEL. — **Traités des Eaux Minérales** 3e édit. 1883. — Analyse de Filhol — « .... M. Tillot a obtenu des effets très salutaires dans certains manifestations périphériques du lymphatisme et de la scrofule ainsi, que dans l'eczéma, l'impétigo, l'acné, le sycosis et les scrofulides en général. Les douches d'eau pulvérisée lui ont donné d'excellents résultats dans la blépharite, la conjonctivite et la Kératite ainsi que dans l'angine granuleuse. » A ces indications M. Durand Fardel ajoute encore la surdité provenant d'obstructions de la trompe d'Eustache. Il ne faut pas tant demander aux eaux de Saint-Christau. Leur heureuse influence sur la muqueuse pharyngée peut bien retentir favorablement sur le catarrhe de la trompe d'Eustache, mais on s'exposerait à de graves mécomptes si comme le fait M. Durand Fardel, on faisait de ces faits exceptionnels une des indications de Saint-Christau. (V. Annales de de la Soc. d'Hydr. 18 février 1884.)

*
* *

— BURQ. — **Du cuivre contre le choléra au point de vue prophylactique et curatif.** — *Communication á l'Académie de Médecine, 14 août* 1883. — M. Burq conclue en formulant le traitement prophylactique suivant: « 1° Application du cuivre en ceinture... 2° ... 3° ... 4° Mouiller le vin des repas avec de l'eau minérale naturelle de Saint-Christau.... »

*
* *

— **Dictionnaire Encyclopédique.** — Art. **Ozène.** — 1884.

*
* *

— TILLOT. — **Du coryza chronique envisagé au point de vue du traitement thermal.** — 1884. — *Annales de la Société d'Hydrologie*, t. XXIX. L'auteur a condensé dans ce mémoire, plus général que les précédents. (V. Rhinite et Catarrhe nasal), les résultats de ses observations et des recherches qu'il a faites, dans le cours de sa pratique thermale, à St-Christau en particulier, sur la nature, les caractères et le traitement hydrominéral de cette affection.

*
* *

— DUJARDIN BEAUMETZ. — **Dictionnaire de Thérapeutique.** — 1884. — P. 315 : *Eaux Oligo-Métalliques*.... « Mont-

Dore, Evaux, Saint-Christau.... Une source de Saint-Christau renferme du sulfate de cuivre 0,00035 — P. 325 : Les eaux de Saint-Christau renfermant une petite quantité de Sulfate de cuivre sont éminemment cicatrisantes. »

L'article *Saint-Christau* est renvoyé à la lettre S. non encore publiée. —

A la suite de cette bibliographie nous devons encore rappeler qu'un certain nombre d'articles importants sur Saint-Christau ont été publiés dans quelques journaux, en particulier dans la *Gazette des eaux*, et dans le *Journal des Eaux Bonnes* qui s'appelait autrefois : *Journal des Eaux Bonnes et de Saint-Christau.*

PAUL BÉNARD.

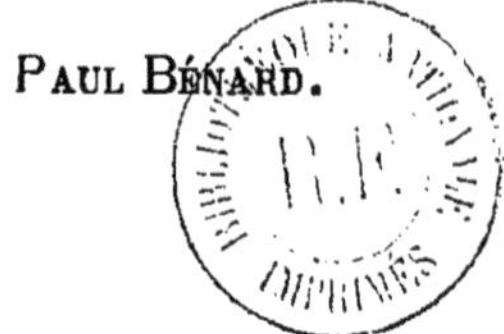

TABLE DES MATIÈRES

www.ingramcontent.com/pod-product-compliance
Ingram Content Group UK Ltd.
Pitfield, Milton Keynes, MK11 3LW, UK
UKHW020352230726
13925UKWH00003B/1082